Physiotherapie weiterdenken

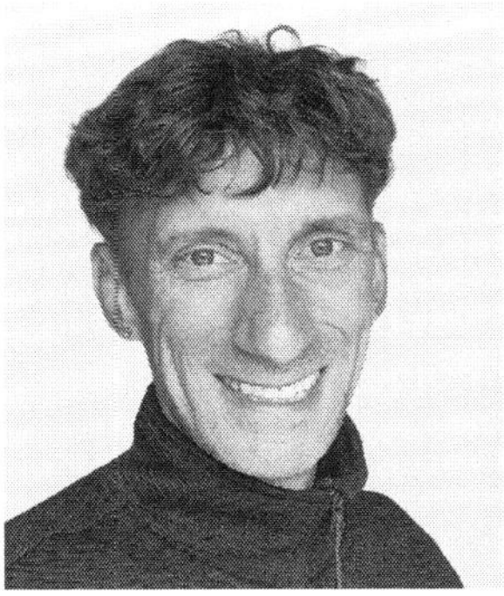

© Robert Richter

Prof. Robert Richter, geb. 1971, ist Physiotherapeut und war als Lehrkraft sowie Schulleiter der IB-Schule für Physiotherapie Berlin und Wissenschaftlicher Mitarbeiter an der IB-Hochschule tätig. Seit 2017 hat er die Professur für Bewegungstherapie an der Hochschule Furtwangen inne.

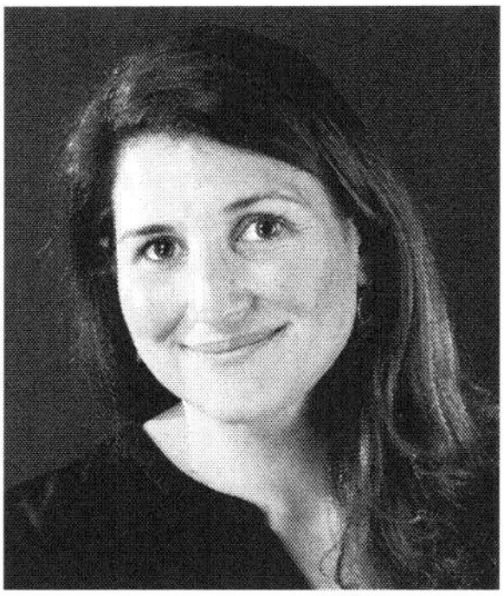

© Nadia El-Seoud

Dr. Nadia El-Seoud, geb. 1983, ist Physiotherapeutin und promovierte Gesundheitswissenschaftlerin. Sie ist Wissenschaftliche Mitarbeiterin in der Abteilung Geriatrie der Fakultät Medizin und Gesundheitswissenschaften an der Carl von Ossietzky Universität Oldenburg. Außerdem ist sie in der Lehre tätig.

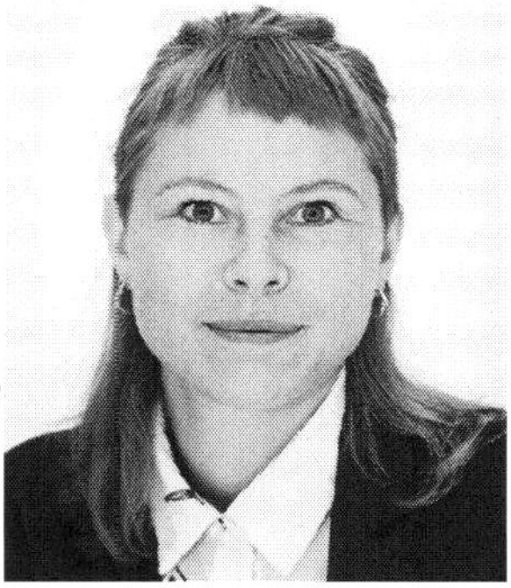

© Judith Ziegenthaler

Claudia Czernik, geb. 1994, studierte nach ihrer Physiotherapie-Ausbildung Gesundheits- und Pflegewissenschaften sowie Public Health. Sie ist Wissenschaftliche Mitarbeiterin am Zentrum für Evidenzbasierte Gesundheitsversorgung am Universitätsklinikum Carl Gustav Carus in Dresden und außerdem Lehrbeauftragte an der Alice Salomon Hochschule in Berlin.

Robert Richter, Nadia El-Seoud, Claudia Czernik
(Hrsg.)

Physiotherapie weiterdenken

Festschrift für Prof. Dr. Heidi Höppner

Mabuse-Verlag
Frankfurt am Main

Bibliografische Information der Deutschen Nationalbibliothek

Die Deutsche Nationalbibliothek verzeichnet diese Publikation in der Deutschen Nationalbibliografie; detaillierte bibliografische Daten sind im Internet über http://dnb.dnb.de abrufbar.

Informationen zu unserem gesamten Programm, unseren Autor:innen und zum Verlag finden Sie unter: www.mabuse-verlag.de.

Wenn Sie unseren Newsletter zu aktuellen Neuerscheinungen und anderen Neuigkeiten abonnieren möchten, schicken Sie einfach eine E-Mail mit dem Vermerk „Newsletter“ an: online@mabuse-verlag.de.

Kasseler Str. 1 a
60486 Frankfurt am Main
Tel.: 069-70 79 96-22
Fax: 069-70 41 52
vertrieb@mabuse-verlag.de
www.mabuse-verlag.de
instagram.com/mabuseverlag
facebook.com/mabuseverlag

Satz und Gestaltung: Björn Bordon/MetaLexis, Niederhausen
Umschlaggestaltung: Marion Ullrich, Frankfurt am Main
Umschlagabbildung: © istockfoto.com/DR pics24
Druck: Stückle Druck und Verlag, Ettenheim

ISBN: 978-3-86321- 659-7
Printed in Germany

Inhalt

Interdisziplinarität und Interprofessionalität

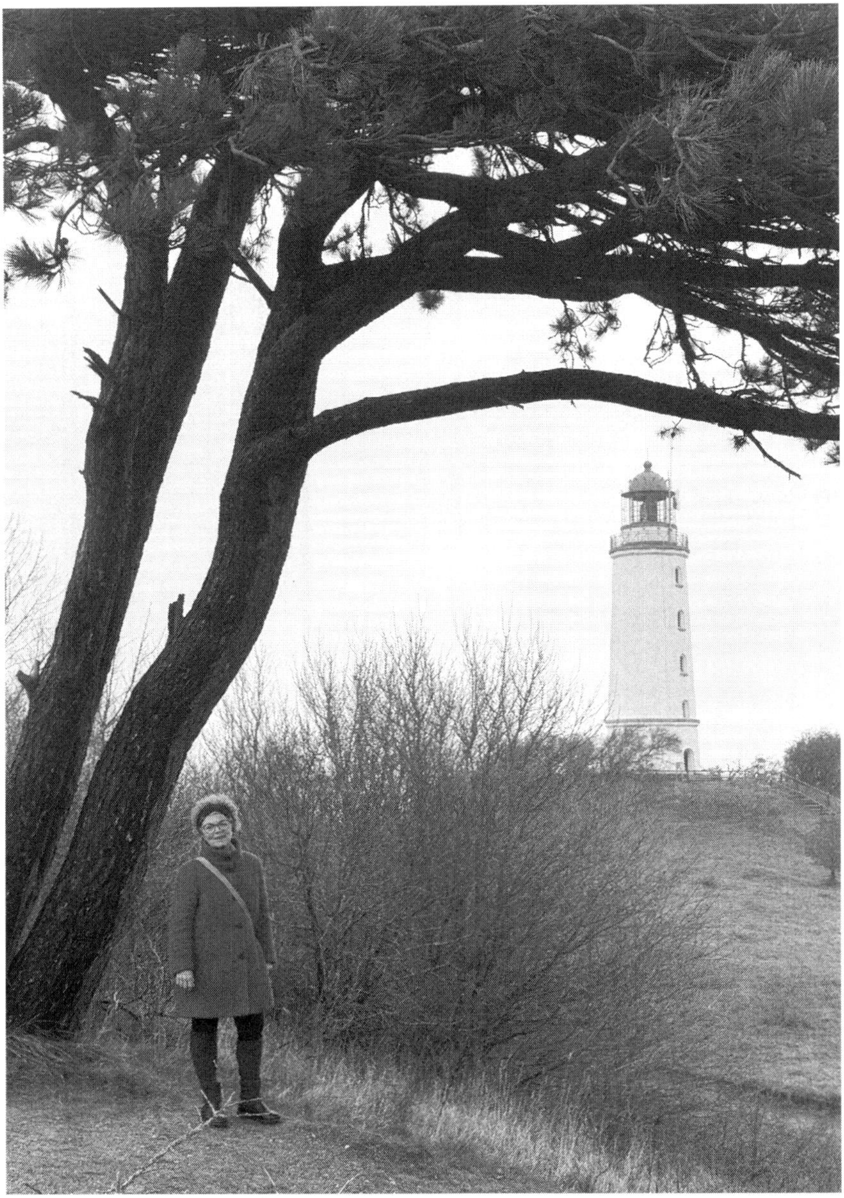

Vorwort der Herausgebenden

Was Sie hier in den Händen halten, ist so vielfältig wie der berufliche Lebensweg Prof. Dr. Heidi Höppners. In diesem stecken viele steinige Wege und Kampf aber auch viel Leidenschaft und Erfolg. So ist es, wenn man etwas Neues wagt, sich als Frau gegen Männerdominanz behauptet und sich Widerständen entgegenstellt. Als Physiotherapeutin, Hochschullehrerin, berufspolitisch Engagierte, Nachwuchsförderin und kritischer Geist hat sie Einiges bewegt und viele Menschen inspiriert. Dementsprechend finden sich im vorliegenden Sammelband sowohl sehr persönliche als auch fachliche Beiträge, die sich um die vielfältigen Facetten von Heidi Höppners Karriereweg ranken. Und weil wir sie als eine sehr nahbare Kollegin erlebten, die mit dem „Du" sowohl eine professionelle Nähe hergestellt aber auch Verbindlichkeit geschaffen hat, ist es ab hier einfach Heidi.

Die Festschrift würdigt Heidis Schaffen aus Anlass ihrer Entpflichtung als Professorin. Sie vereint unterschiedliche fachliche Schwerpunktsetzungen aus gesundheits-, bildungs-, politik- und physiotherapiewissenschaftlichen Perspektiven. Und sie zieht ein Resümee aus 25 Jahren Entwicklung in Deutschland in folgenden Bereichen, die Heidi in ihrer beruflichen Persönlichkeit auf beeindruckende, kritisch denkende und feministische Art und Weise inkorporiert:

Berufspolitik – Akademisierung – Nachwuchsförderung – Systemgestaltung – Public Health – Edukation – Interdisziplinarität – Versorgung

Als eine der ersten Professor:innen, wenn nicht gar *die* erste Professorin für Physiotherapie in Deutschland, gilt Heidi als eine zentrale Wegbereiterin für die Akademisierung der Physiotherapie und deren Einbindung in die Gesundheits- und Therapiewissenschaften. Ihr Weg dorthin führte sie über mehrere Stationen von der Arzthelferin (heute Medizinische Fachangestellte), über die Ausbildung zur Krankengymnastin (und weil wir nicht nur Gymnastik mit Kranken machen, heißt es heute Physiotherapeutin), viele Fortbildungen vor allem im pädiatrischen Bereich zum Studium der Soziologie (Diplom) und anschließend in Public Health (Master). Und gerade im letzten Schritt ihrer Qualifikation musste sie sich nicht nur als Frau in einer bis dahin etablierten Männerdomäne behaupten, sondern auch als „Heilhilfsberuflerin" gegenüber Heilern (Medizinern). Heute nennt man das Diskriminierung, wenn man aufgrund persönlicher Eigenschaften benachteiligt wird. Heidi hat sich diesen Herausforderungen gestellt. Sie wurde 2002 an der Fachhochschule Kiel als Professorin für Physiotherapie erstberufen, und leitete 17 Semester lang den dortigen Studiengang Physiotherapie, bevor sie 2012 zur Professorin für Physiotherapie (Förderung der Gesundheit und Teilhabe) an der Alice-Salomon-Hochschule Berlin (ASH) berufen wurde, die im Übrigen eine von lediglich zwei deutschen Hochschulen mit dem Namen einer Frau ist. Die zweite ist die Palucca Hochschule für Tanz, Dresden.

Konsequenterweise hat sich Heidi für die letzte Etappe ihrer beruflichen Laufbahn nochmal einer Herausforderung gestellt: Seit 2022 leitete sie den online Studiengang Interprofessionelle Gesundheitsversorgung und Systemgestaltung an der ASH.

Wir wünschen Heidi alles erdenklich Gute für ihren Ruhestand, gehen aber davon aus, dass wir trotz der Entpflichtung noch Einiges von ihr hören und sehen werden.

Robert Richter, Nadia El-Seoud, Claudia Czernik, Sommer 2025

Geleitwort der Alice-Salomon-Hochschule Berlin (ASH)

Wichtige Impulse für die SAGE-Professionen (Soziale Arbeit, Gesundheit, Erziehung und Bildung) gehen von Personen aus, die fachwissenschaftliche Expertise mit einem „Handwerk“ verbinden, deren Wirkungsorte auch in der Praxis liegen und deren Wirkmacht sich weit über die wissenschaftliche Arbeit hinaus in Gesundheits- und Fachpolitik entfaltet.

Prof. Dr. rer. pol. Heidi Höppner wirkte in diesem Sinne gestaltend seit 2012 als Professorin für Physiotherapie an der ASH Berlin. Seit 2022 hat sie die Professur für Interprofessionelle Gesundheitsversorgung und Systemgestaltung inne. Ihre Ausbildungen zur medizinischen Fachangestellten und zur Physiotherapeutin und ihr Studium in Soziologie sowie Public Health haben sie für diese Aufgaben gut gerüstet.

Für die ASH ist ihr Engagement für die interdisziplinäre Zusammenarbeit hervorzuheben, mit dem sie unser SAGE-Profil mit Leben erfüllt hat. Paradigmatisch und unvermindert aktuell ist der von ihr 2017 mitverfasste „Berliner Aufruf für interprofessionelle Ausbildung und Kooperation in den Gesundheitsberufen“[1] im Verbund mit Partnern an Charité und EHB. Vorausgegangen waren Drittmittelprojekte zur Förderung interprofessioneller Tutorien und zur curricularen Verankerung interprofessionellen Lernens. Es folgten viele Jahre des Engagements für die strukturelle Verankerung von Interprofessionalität – nicht zuletzt als Leitung des erfolgreichen Bachelorstudiengangs „Interprofessionelle Gesundheitsversorgung online“ (IGo).

Wir schätzen Heidi Höppner als eine Wegbereiterin für die Akademisierung der Physiotherapie und deren Etablierung als Wissenschaft in Deutschland und dafür, dass sie gleichzeitig den interprofessionellen Blick auf professionelles Handeln von Gesundheitsfachberufen und Medizin geschärft hat.

Fachlich versiert und engagiert hat Heidi Höppner dazu beigetragen, das akademische Leben an der Alice Salomon Hochschule zu bereichern. Wir danken ihr für innovative Lehr- und Lernformate, für tatkräftige und gestaltende

---

1 Vgl. https://www.ash-berlin.eu/fileadmin/Daten/News/2017/Berliner_Aufruf_interprofessionelle_Ausbildung_und_Kooperation.pdf (am 22.2.25)

Gremienarbeit, für die Leitung zunächst des Physio-/Ergotherapiestudiengangs und dann des Bachelorstudiengangs IGo.

Wir danken auch den vielen Mitwirkenden an dieser Festschrift dafür, kommende Generationen von Praktiker:innen, Studierenden, Lehrenden und Forschenden zu motivieren, an das von Heidi Höppner Erreichte anzuknüpfen und sich für eine gute interprofessionelle Gesundheitsversorgung einzusetzen.

Prof. Dr. Bettina Völter (Präsidentin ASH), Prof. Dr. Gesine Bär (Vizepräsidentin Forschung, Kooperation, Weiterbildung ASH) und Prof. Dr. Anja Voss (Vizepräsidentin Studium, Lehre, Digitalisierung ASH)

Geleitwort des Vereins zur Förderung der Wissenschaften in den Gesundheitsberufen (VFWG)

Mit Heidi Höppner verabschieden wir eine unermüdliche Kämpferin für die Akademisierung

Prof. Dr. Heidi Höppner: Ihr Strahlen im Gesicht nimmt ein, ihre berufliche Leidenschaft ist ansteckend. Nun verabschieden wir diese engagierte Kämpferin für die Akademisierung der Gesundheitsberufe in Deutschland.

Schon ihre Promotion „Gesundheitsressourcen von Krankenschwestern. Eine qualitative Studie zu Ansätzen frauengerechter Gesundheitsförderung im Krankenhaus“ machte ihr berufliches Engagement für Frauen, Patient:innen und Berufskolleg:innen deutlich. Mit der Professur für Interprofessionelle Gesundheitsversorgung und Systemgestaltung im Bachelorstudiengang Interprofessionelle Gesundheitsversorgung online (IGo) an der Alice Salomon Hochschule beendet sie ihre Karriere mit wegweisenden Themen.

Gesundheits- und berufspolitisch stets engagiert war Heidi Höppner eine unermüdliche Förderin von Akademisierung und Professionalisierung. Dabei blieb sie kritische Beobachterin der eigenen Profession, was Publikationen zu „Early Adoptern“, kritischem Denken oder umweltverantwortlichem Handeln in der Physiotherapie zeigen.

Als Mitgründerin des Vereins zur Förderung der Wissenschaft in den Gesundheitsberufen (VFWG) habe ich sie im Vorstand 2016 kennen gelernt. Seitdem bringen wir die Gesundheitsberufe im DACH-Raum (Deutschland, Österreich, Schweiz) akademisch voran und leiden miteinander, dass Deutschland nicht vorankommt, die Qualität in der Ausbildung der Gesundheitsberufe und damit in der Versorgung deutlich anzuheben.

Wir wünschen Heidi Höppner einen selbstbestimmten Ruhestand und würden uns freuen, wenn sie mit ihrer Energie, Kreativität und Beharrlichkeit weiter zur Akademisierung der Gesundheitsberufe in Deutschland beitragen würde, denn dieses Anliegen haben wir noch lange nicht erreicht.

Prof. Dr. Andreas Gerber-Grote (Präsident VFWG)

Geleitwort der Deutschen Gesellschaft für Physiotherapiewissenschaft (DGPTW)

Die Deutsche Gesellschaft für Physiotherapiewissenschaft e. V. (DGPTW) würdigt mit Anerkennung und Respekt das Lebenswerk von Prof. Dr. Heidi Höppner anlässlich ihrer Emeritierung. Als Pionierin der akademischen Physiotherapie in Deutschland hat sie seit ihrer Berufung als erste Physiotherapie-Professorin in Deutschland im Jahr 2002 maßgeblich zur Professionalisierung und Akademisierung unseres Berufsstandes beigetragen.

Als wissenschaftliche Fachgesellschaft möchten wir die Gelegenheit nutzen insbesondere die Forschungsleistung von Heidi Höppner herausstellen, deren unterschiedliche Schwerpunkte in ihren zahlreichen Fachpublikationen zur Physiotherapie und Gesundheitsversorgung sichtbar werden. Ein Fokus ihrer Arbeit liegt auf der Förderung interprofessioneller Bildung und Kooperation im Gesundheitswesen. So entwickelte Heidi Höppner den Bachelorstudiengang Interprofessionelle Gesundheitsversorgung online (IGo) an der Alice Salomon Hochschule Berlin und engagiert sich in Projekten zur Entwicklung interprofessioneller Lehr- und Lerneinheiten. In diesem Zusammenhang beschäftigt sie sich auch mit Innovationen in der Ausbildung von Gesundheitsberufen, einschließlich digitaler Lehrkonzepte und flexibler Bildungswege. Sie forscht zu Karriereverläufen von Fachkräften mit Doppelqualifikationen, beispielsweise in Physiotherapie und Public Health, auch um bisher ungenutzte Potenziale aufzuzeigen. An dieser Stelle ist ihr Engagement für die Förderung des wissenschaftlichen Nachwuchses besonders hervorzuheben.

Heidi Höppner erkannte früh die Bedeutung einer trans- und interdisziplinären Versorgung sowie einer Theorieentwicklung, die Paradigmen und Vorannahmen der Physiotherapie kritisch reflektiert. Dieses Vermächtnis wird die Physiotherapie in Deutschland noch lange prägen und Heidi Höppner wird uns als eine Wegbereiterin der Akademisierung in dankbarer Erinnerung bleiben.

Prof. Dr. Axel Schäfer (1. Vorsitzender der DGPTW)

Geleitwort der Robert Bosch Stiftung (RBS)

Mit Dankbarkeit gratulieren wir Frau Prof. Dr. Heidi Höppner zu ihrer Emeritierung an der Alice Salomon Hochschule Berlin und würdigen ihr Lebenswerk. Die Neuordnung der Gesundheitsberufe gehört seit vielen Jahren zu den wichtigen Anliegen der Robert Bosch Stiftung und des Bosch Health Campus. Umso erfreulicher war es, dass wir im Jahr 2008 in Frau Prof. Dr. Heidi Höppner eine Mitstreiterin gewinnen konnten, die sich bis heute mit so viel Wissen, Weitsicht und Engagement in unsere gemeinsamen Projekte eingebracht hat.

Als Mitglied verschiedener Expertengruppen sowie als Co-Autorin zahlreicher Publikationen setzte Prof. Dr. Heidi Höppner innovative Impulse für eine Reformierung der Gesundheitsberufe. Ihr Engagement ermöglichte es, Fachkräfte aus verschiedenen Disziplinen, wie Pflege, Therapie, Medizin und sozialer Arbeit, enger zusammenzubringen. Gemeinsam haben wir mehrere Aktivitäten und Pilotprojekte angestoßen, die interprofessionelle Teams förderten, neue Ausbildungswege aufzeigten und die Rolle der Pflege- und Therapieberufe aufwerteten. Diese integrativen Ansätze trugen erheblich dazu bei, traditionelle Berufsbilder aufzubrechen und interprofessionelle Teams stärker in den Vordergrund zu rücken.

Die Emeritierung von Prof. Dr. Heidi Höppner markiert den Abschluss einer beachtlichen akademischen Laufbahn, doch ihr Vermächtnis bleibt lebendig. Die von ihr geprägten Initiativen sowie die vielen von ihr ausgebildeten Fachkräfte werden ihre Arbeit fortführen und im Sinne einer interprofessionellen Zusammenarbeit weiterentwickeln.

Wir danken Prof. Dr. Heidi Höppner von Herzen für ihren unermüdlichen Einsatz und ihr visionäres Denken, das die Gesundheitsberufe in Deutschland nachhaltig beeinflusst hat. Ihr Wirken wird uns auch in den kommenden Jahren wertvolle Impulse geben.

Irina Cichon (Senior Expert, Bosch Health Campus der Robert Bosch Stiftung)

Geleitwort: Rollendiversitätsprofil Prof. Dr. Heidi Höppner

Liebe Heidi,

ich habe einige kleine Zeitschnappschüsse aus unserem gemeinsamen Weg zusammengesucht, den wir als befreundete Kolleginnen in den letzten 15 Jahren über Höhen und Tiefen gegangen sind – für die Erinnerungsbank!

Dabei ist mir bewusst geworden, wie vielfältig Du, Dein Leben und auch Deine Rollen sind. Es gibt keine Chronologie, sondern lediglich die optisch-ästhetisch-thematisch geleitete Systematik eines Rollenprofils, welches sich bei Dir als überaus beeindruckend und divers gestaltet. Daher auch der Titel der Wegbegleitung: „Rollendiversitätsprofil". Diese Rollen sind keinesfalls vollständig und hier eher andeutungsweise und aus meinem persönlichen und limitierten Blickwinkel eingefangen, mit anekdotischen Beispielen.

Für mich warst und bist Du ein Vorbild, das vor allem die berufspolitische Landschaft maßgeblich mitgestaltet und unsere Berufsgruppen stolz gemacht hat. Mir hat es immer großen Spaß und Energie gebracht, mit Dir zu arbeiten – zwischen uns entstanden viele neue Ideen, Strategien und Pläne. Arbeitstechnisch gesehen eine wunderbar gefährliche Sache! Du wirst mir als Kollegin sehr fehlen, aber zum Glück als Freundin und Mentorin erhalten bleiben.

Mögest Du in Deiner neuen Lebensphase bewährte und neue Rollen und Betätigungen ausüben (sorry, ich kann das ergo-lastige nicht lassen!).

Prof. Dr. Elke Kraus (Professorin für Ergotherapie Alice-Salomon-Hochschule Berlin)

Kritisches Denken und feministische Perspektiven

Robert Richter

Krankheitssystem weg, Gesundheitssystem her – ein polemisches Essay

„Die Werkzeuge des Meisters werden niemals das Haus des Meisters niederreißen!“
(Audre Lorde, 1984)

Vorbemerkung

Es ist international bekannt, dass das deutsche Gesundheitssystem extrem teuer bei nur mittlerer Versorgungsqualität ist (u. a. Papanicolas et al. 2018). Zu viele Operationen, zu viele bildgebende Verfahren, zu viele Medikamente, zu viele Klinikaufenthalte, zu viel Spezialisierung bei zu wenig Versorgung in der Breite, zu viel Monoprofessionalität bei zu wenig Interprofessionalität, zu viel Hierarchie. Und überhaupt: zu wenig Mensch(lichkeit). Neben den hohen individuellen, volkswirtschaftlichen und Versorgungskosten sowie Unter-, Über- oder Fehlversorgung, bedingt unter anderem durch diese Zustände, tragen diese auch immens zu den sehr hohen Treibhausgasemissionen des deutschen Gesundheitssystems von ca. 6 % der Gesamtemissionen in Deutschland bei (Pichler et al. 2022, Durchschnitt global 4,4 %), die nicht einmal monetär eingepreist sind und den Menschen wiederum krank machen.

Jetzt geht's los
Das deutsche Gesundheitssystem ist im Grunde ein Krankheitssystem.

Dies liegt im Wesentlichen am neoliberalen Umbau der Gesundheitsversorgung seit den 1980er-Jahren (1981, Kostendämpfungsgesetz, „Kohl-Ära“) und wurde mit dem Gesundheitsstrukturgesetz (GSG) 1992 sowie weiteren Maßnahmen (z. B. Einführung der Diagnosis Related Groups, DGRs) bis heute forciert. Mit der

Privatisierung, Kommerzialisierung und damit einhergehender Bürokratisierung fast aller Versorgungsbereiche wurde, staatlich gesteuert, eine Gesundheitswirtschaft mit einem florierenden (primären und sekundären) Gesundheitsmarkt etabliert. Obwohl die neoliberalen Reformen ursprünglich dazu gedacht waren, die Kosten des Gesundheitssystems zu senken und durch Wettbewerb, Übertragung von Kosten auf Versicherte und Effizienzsteigerungen eine nachhaltige Finanzierung zu sichern, haben sie dieses Ziel in den meisten Bereichen verfehlt und das Gegenteil bewirkt. Tatsächlich ist das deutsche Gesundheitssystem heute teurer als vor den Reformen, sowohl für den Staat als auch für die Versicherten.

Zugegeben: Es gibt weitere Gründe für die Teuerungen. Demografischer Wandel, zunehmende Erkrankungen aufgrund von Klima- und Umweltveränderungen, medizinisch-technischer Fortschritt und veränderte Versorgungserwartungen in einer Wohlstandsgesellschaft erhöhen den Kostendruck. Jedoch liegen die Wurzeln für hohe Kosten bei gleichzeitig nur mittlerer Versorgungsqualität eindeutig im Bereich der Einführung von Wettbewerb, Bürokratisierung, Privatisierung und Kommerzialisierung der Gesundheitsversorgung, d. h. der Etablierung eines Krankheitssystems bzw. neoliberalen Gesundheitsmarktes. Und wie funktioniert so ein Markt? Wenn niemand die Produkte auf dem Markt kauft, dann kann der Marktstand schließen. Es braucht Kunden auf dem Markt, die die Produkte kaufen. Um Kunden anzulocken, braucht es attraktive Produkte, die Gewinn abwerfen. Auf das Gesundheitssystem übertragen, bedeutet dies, dass es dem Gesundheitsmarkt gut geht, wenn es viele Kranke (Kunden) gibt, die teure Produkte kaufen.

Doch wer oder was ist dieser Gesundheitsmarkt? Nun, das zu beschreiben, ist aufgrund komplexer Verflechtungen nicht so einfach.

Zum einen sind da die Betreibenden und Investor:innen, die in private (private equity), teilweise börsennotierte, Klinikkonzerne, Pflege- und Rehaeinrichtungen und zunehmend auch niedergelassene Praxen investieren. Investor:innen investieren, weil sie eine Option für die Vermehrung ihres Kapitals sehen und ein Interesse daran haben, möglichst viel Gewinn aus der Investition zu ziehen, um wiederum gewinnorientiert zu investieren und – natürlich – sich ein schönes Leben machen zu können – auf Kosten anderer, die die Arbeit erledigen. Es gibt also eine Gewinn- bzw. Renditeerwartung und diese ist auf dem Gesundheitsmarkt zwar je nach Bereich (Kliniken, Praxen, Pflegeeinrichtungen, Pharmaindustrie, Medizintechnik u. a.) unterschiedlich, jedoch meist vergleichsweise hoch und vor allem stabil. Denn: Kranke gibt es immer und Geld ist im Gesundheitswesen auch immer irgendwie da. Denn dieses wird von vielen Millionen Menschen über die Kranken- und Pflegeversicherung eingesammelt oder über unterschiedliche Versorgungswerke und öffentliche Stellen sowie private Versicherungen gesetzlich und vertraglich gesichert gezahlt. Und somit ist die Investition in das Krankheitssystem eine ziemlich sichere Bank: Man sammelt solidarisch von vielen Menschen (Arbeitnehmern und Arbeitgebern) Geld ein, wenn es nicht reicht, erhöht man die Gebühren und verteilt davon einen gewissen Prozentsatz in private Taschen um. Ein wahrlich gutes und im Internet sowie von Anlageberatern viel gepriesenes Geschäftsmodell. Nur leider kommt das Geld, dass in die Häuser, Jachten, Privatjets oder weitere Investitionen fließt, nicht der Gesundheitsversorgung zugute, wofür es ja eigentlich mal eingesammelt wurde.

Zum anderen manifestiert sich der Markt in den Versorgungsstrukturen. Jede private Praxis (egal ob z. B. Arzt- oder Physiotherapiepraxis) oder andere private Versorgungseinrichtung ist in erster Linie ein Wirtschaftsunternehmen und dem geht es nicht anders als dem Stand auf dem Markt. Am Ende des Monats muss unter dem Strich mindestens die „schwarze Null" stehen, nach Abzug der oft beachtlichen Rendite für Klinikbetreibende, Investor:innen und Anleger:innen, versteht sich. Und erst wenn diese erste Bedingung erfüllt ist, geht es um die Versorgungsqualität. Quantität vor Qualität also. Hm, das kommt mir auch irgendwie aus der Forschung, u. a. Stichwort Publikationen, bekannt vor. Aber das ist ein anderes Thema.

In den privatwirtschaftlichen Versorgungsstrukturen dominiert also wie bei den Investor:innen eine Orientierung am Gewinn. Es werden Leistungen angeboten, die sowohl lukrativ für die Kund:innen als auch lukrativ für den Gewinn sind. Und das sind nicht immer die optimalen Versorgungsleistungen für die Kund:innen. Z. B. kann es für eine Physiotherapiepraxis durchaus monetär lukrativ sein, in der „Primetime" v. a. privatfinanzierte Kurse (z. B. Yoga, Pilates, Fitness) anzubieten, statt Kassenpatient:innen zu behandeln. Diese müssen dann eben länger auf einen Termin warten. Oder man bietet ebenfalls privat zu bezahlende Osteopathie oder andere „individuelle Gesundheitsleistungen" (IGL, sekundärer Gesundheitsmarkt) an, die von Patient:innen häufig gerne angenommen werden, weil man dabei meist so schön passiv bleiben kann, also – in Fachsprache – immobilisiert, unter Umständen chronifiziert und auch abhängig gemacht, also zum Stammkunden, wird. Oder man kürzt einfach die Behandlungszeiten für Kassenpatient:innen von 25 auf 15 Minuten, weil der Rahmenvertrag mit den Krankenkassen ja den Spielraum von 15-25 Minuten zulässt (GKV-Spitzenverband 2022) und bietet den Kunden dann privat zu zahlende Extensions an, weil die Kasse ja leider nur die 15 Minuten zahlt.

Hinzu kommt, dass es einigen, wenigen Menschen im System des Gesundheits- bzw. Krankheitsmarktes finanziell sehr gut geht. Sie profitieren vom Krankheitssystem. Das sind zwar verglichen mit den suboptimal bzw. schlecht versorgten Menschen und denen, die die Leistungen erbringen, wenige, aber wie war das? Wer das Geld hat, hat die Macht und wer die Macht hat, hat das Recht (Ton Steine Scherben)? Und hier kommt das einleitende Zitat ins Spiel. Machstrukturen haben hohe Beharrungstendenzen, weil z. B. Gesetze so geschrieben werden, dass sie die jeweils bestehenden Strukturen, in dem Fall den Gesundheitsmarkt und das ärzt:innen- sowie das operations- und das pharmakazentrierte, hierarchische System stützen. Gleichsam streben Systeme nach Stabilität und Gleichgewicht, weil Ungleichgewicht auch immer Risiko, Ungewissheit und Machtumverteilung bedeutet. Es gibt am Ende aber doch bei den Mitteln für die Gesundheitsversorgung einen gewissen, endlichen Topf und die jetzige Verteilung dieser Mittel soll erhalten bleiben (Stabilität und Gleichgewicht). Viele hoch bezahlte Lobbyist:innen sind für diesen Zweck politisch aktiv. Und wie das in der Wirtschaft und auf dem Markt ist: Am Ende geht's vor allem ums Geld.

Nicht zu vergessen sind auch die zahlreichen sonstigen Akteure, die sich im und um den Gesundheitsmarkt tummeln. Da wäre beispielsweise der Fortbildungsmarkt. In der Physiotherapie sind hier die sogenannten Zertifikatspositionen interessant, weil die teuren Fortbildungen zwingend sind, um bestimmte Leistungen (z. B. Manuelle Therapie, Propriozeptive Neuromuskuläre Fazilitation oder Bobath-Therapie) erbringen zu dürfen, die dann auch besser vergütet werden, also monetär interessant sind. Die Evidenz der meisten dieser Maßnahmen steht allerdings auf wackligen Füßen, womit wieder die (finanzielle) Quantität über Qualität gestellt wird. Und auch sonstige, oft wissenschaftlich fragwürdige, Fort- und Weiterbildungen bieten ein lukratives Geschäftsfeld (z. B. passive Behandlungstechniken wie Marnitztherapie, Chiropraktik, Faszientherapie), um das Praxisportfolio um Privatleistungen zu erweitern, und damit zusätzliche Geldquellen außerhalb der primären Patient:innenversorgung zu generieren. Na klar, die Praxis muss ja überleben.

Zudem stellen in diesem Zusammenhang die ca. 40.000 physiotherapeutischen (oft Klein- und Kleinst-)Praxen in Deutschland einen Missstand dar. Auch andere Berufsgruppen wie Ergotherapie und Logopädie zeigen dieses Phänomen. Im ländlichen Raum zur Sicherung der Versorgung sinnvoll, gibt es hingegen im städtischen Raum häufig mehrere Praxen innerhalb eines Wohngebietes, gerne in ehemaligen Wohnungen. Alle diese Praxen benötigen Infrastruktur, Therapie- und Trainingsmaterialien und Verwaltung, sind häufig monoprofessionell, zahlen vergleichsweise schlecht und bieten oft zu wenig Platz für aktive Bewegungsübungen. Das ist teuer und aus Evidenzperspektive fraglich. Multiprofessionelle Gesundheitszentren oder Polikliniken mit tariflich im öffentlichen Dienst angestellten Versorgenden wären eine wesentlich effizientere und qualitativ hochwertigere Alternative.

Und dann sind da noch die zahlreichen Anbieter von Ausstattungen, Medizintechnikprodukten, Geräten und Hilfsmitteln, die auf Messen eine wahre Materialschlacht mit immensem Ressourcenverbrauch präsentieren und satte Gewinne auf dem sekundären Gesundheitsmarkt generieren. Viele dieser Produkte sind alter Wein in neuen Schläuchen, in ihrer Wirksamkeit fragwürdig und fördern passive Therapiemaßnahmen, die Menschen nicht zur Selbsthilfe befähigen, sondern abhängig machen und unter Umständen sogar chronifizieren, beispielsweise diverse Massagetools, unterschiedliche Lymphanzüge oder ominöse Trainingsgeräte.

Ein besonderes Dilemma präsentiert sich in Form der Pharmaindustrie. Eine Auseinandersetzung mit diesem Phänomen würde diesen Beitrag sprengen. Der besonders enge Grad zwischen Segen und Fluch der Pharmaindustrie würde spezifischere Betrachtungen verlangen. Kurzgesagt sind aber der Gesundheitsmarkt in Deutschland, der hohe Wohlstand und die besonders liberale Zulassungspraktik von Arzneimitteln (ca. 100.000 zugelassene Medikamente in Deutschland vs. ca. 15.000 zugelassene Medikamente in Schweden) äußerst lukrativ fürs Geschäft.

Zusammengefasst existiert ein von Krankheit profitierendes und einer kleinen gesellschaftlichen Gruppe zugutekommendes System zunehmender Versorgungsengpässe und sozialer Ungerechtigkeit mit einem immensen Ressourcenverbrauch und damit verbundenen hohen Kosten und einer krankmachenden Umweltbelastung.

Und so endet es
Wir müssen eine gesellschaftliche Transformation hin zu sozialer und Umweltgerechtigkeit erkämpfen.

Wir haben es mit einem komplex verflochtenen System geschäfts- und gewinnorientierter Praktiken zu tun. So gibt es ein starkes Gefälle in der Gesundheitsversorgung im Nord-Süd- und Ost-West-Vergleich, zwischen privat und gesetzlich Versicherten, zwischen arm und reich, bei Menschen unterschiedlicher Herkunft und Hautfarbe, unterschiedlichen Geschlechts sowie zwischen Stadt, Stadtteilen und Land. Die starke Ärzt:innenzentrierung und Fokussierung auf medikamentöse sowie operative Therapien überlastet die Ärzt:innen, die Krankenkassen sowie die Umwelt und schafft Ungleichheiten im Versorgungssystem. Das führt nicht zuletzt zu stark auseinanderdriftenden Vergütungen, Kompetenzzuschreibungen und Karrierechancen. Dies wiederum drängt Menschen aus den Gesundheitsfachberufen und marginalisiert Präventionsmaßnahmen, da sich damit weniger Geld verdienen lässt und das Geschäft mit der Krankheit und weniger mit deren Vermeidung boomt.

Am Ende sind sowohl Patient:innen sowie die in der Versorgung Tätigen als auch die Umwelt die Leidtragenden dieser Zustände und agieren permanent an körperlichen, sozialen und finanziellen Limits.

Zu den Missständen trägt auch eine bislang erfolgreich von Besitzstandsbewahrern und deren Lobbyisten verhinderte Akademisierung von Gesundheitsfachberufen bei. Deutschland ist in diesem Bereich im internationalen Vergleich ein Entwicklungsland. Dies führt zu einem Innovationsstau, zu fehlender Forschung, veralteten Ausbildungsinhalten, verminderter Versorgungsqualität und zu einer mangelnden Versorgung auf Augenhöhe verschiedener Berufsgruppen, was angesichts zunehmend chronisch und multimorbide Erkrankter eine dringend notwendige effiziente, interprofessionelle Versorgung ausbremst.

Gesundheit ist keine Ware und Gesundheitsversorgung kein Wirtschaftssektor, sondern eine Sozialleistung, die ebenso wie Bildung und soziale Absicherung zu den Grundrechten hierzulande gehört.

Eine Gesundheitswirtschaft ist ein Widerspruch in sich und führt zu einem Krankheitssystem.

Gleichzeitig existiert dieses System nicht losgelöst von anderen gesellschaftlichen Systemen, mit denen es in einer gesamtgesellschaftlichen Situation verwoben ist. Eine gesellschaftliche Transformation ist von Nöten, die sozialer und Umweltgerechtigkeit vor wirtschaftlichem Wachstum Priorität gibt. Dies bedeutet eine Rückführung der Gesundheitsversorgung in staatliche Verantwortung, die es ja in Deutschland auch schon einmal gab. Damit gepaart ist eine vollkommen veränderte Prioritätensetzung in der Versorgungslandschaft, basierend auf Prävention, interprofessioneller Kooperation, Klima- und Umweltneutralität sowie am Bedarf (und nicht am Gewinn) orientierter Versorgungsleistungen. Die systemischen Herausforderungen dafür sind groß und die Widerstände der Profiteure am jetzigen System gewaltig. Dennoch wird ein zukunftsfähiges Gesundheitssystem von dieser Transformation abhängig sein.

Nachbemerkung

Der Beitrag stellt meine persönlichen Ansichten dar. Ich könnte diese jedoch nicht haben, wenn es nicht Menschen gäbe, die mich in meinem Denken und Handeln beeinflusst haben. Zu diesen Menschen gehört Heidi. Und auch wenn ich annehme, dass sie nicht alles teilt, was ich geschrieben habe, hat sie doch durch viele Gespräche mit mir ihren Teil zu der Entstehung dieses Textes beigetragen.

Literatur

GKV-Spitzenverband. (2022). Vertrag nach § 125 Absatz 1 SGB V über die Versorgung mit Leistungen der Physiotherapie und deren Vergütung. Abgerufen am 21. August 2024, von https://www.gkv-spitzenverband.de/krankenversicherung/ambulante_leistungen/heilmittel/125_physio/125_physiotherapie.jsp

Lorde, A. (1984). *Die Werkzeuge des Meisters.* Flensburg: Black Mosquito.

Papanicolas, I., Woskie, L. R., & Jha, A. K. (2018). Health care spending in the United States and other high-income countries. *JAMA, 319*(10), 1024–1039. https://doi.org/10.1001/jama.2018.1150

Pichler, P.-P., Jaccard, I. S., Hanewinkel, L., & Weisz, H. (2022). Evidenzbasis Treibhausgasemissionen des deutschen Gesundheitswesens – GermanHealthCFP. *Sachbericht.* Abgerufen am 20. August 2024, von https://www.bundesgesundheitsministerium.de/fileadmin/Dateien/5_Publikationen/Gesundheit/Berichte/GermanHealthCFP_Sachbericht.pdf

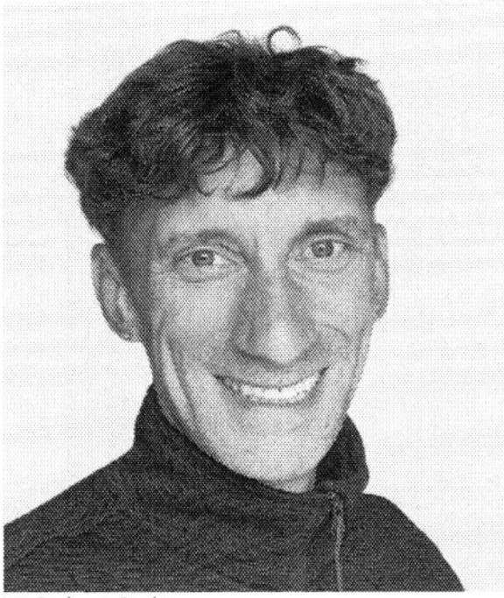

Prof. Dr. phil. Robert Richter, Physiotherapeut, Medizinpädagoge. Professur für Bewegungstherapie, Studiendekan Physiotherapie Plus Hochschule Furtwangen, Karolinska Insitutet (Sweden). Erweiterter Vorstand Deutsche Allianz Klimawandel und Gesundheit (KLUG), Mitglied in der deutschsprachigen Sektion des Critical Physiotherapy Network u. a. https://www.researchgate.net/profile/Robert-Richter-11

Ursula Immenschuh

Es wagen, dem Begehren zu folgen

Wenn sich eine Professorin für Physiotherapie und eine für Pflegepädagogik zu einem fachlichen Austausch treffen, ist das zuerst einmal etwas Alltägliches. Wenn daraus ein „affidamento" wird, „eine Beziehungsqualität, zwischen ‚einer Frau, die weiß' und ‚einer Frau, die will'" (Markert, 2009, S. 12), ist es etwas Besonderes. Und wenn diese Qualität dann jahrzehntelang anhält, sich diese Frauen immer wieder in dieser Weise begegnen und begleiten, dann ist es das wert, in einer Festschrift zum Thema gemacht zu werden.

Solche Begegnungsqualität zwischen Frauen, wie ich sie mit Heidi Höppner erlebe (und sicher nicht nur ich!), beschreibt Dorothee Markert in ihrem Buch „Wachsen am Mehr anderer Frauen" (2009). Ihre intensive Auseinandersetzung mit italienischen Philosophinnen der Gemeinschaft „Diotima" und Frauen des Mailänder Frauenbuchladens (von ihr die „Italienerinnen" genannt, S. 11) ist Grundlage für den Feminismus und eine Frauenbewegung, die auf eine Beziehungsqualität im Sinne von „affidamento" verweist. Mir fällt beim Lesen des Buches vor allem Heidi Höppner ein als eine der Frauen, die in herausragender Weise ihrem Begehren im Sinne Markerts folgt[1]. Aus diesem Begehren erwächst ein berufs- und gesellschaftspolitisches Engagement, welches mit ihr als Frau verbunden ist. Ob sie sich als Frau und erste Professorin für Physiotherapie für die Akademisierung und Professionalisierung der Physiotherapie einsetzt; ob sie dafür sorgt, dass Louise Zietz, die Bargteheider Frauenrechtlerin bekannt wird, die es 1918 bis in den Reichstag von Berlin schaffte und entscheidend mit zur Erlangung des Frauenwahlrechts beitrug; oder ob sie im Ort nach Deutschlandflaggen fragt, als das Endspiel der Frauen-WM ist und damit deutlich macht, dass den Fußball-Frauen in Deutschland längst nicht die Aufmerksamkeit gezollt wird wie ihren männlichen Kollegen, es ist immer eine Kraft, welche aus dem „Mehr" kommt und für andere ein „Mehr" darstellt. Das „Mehr", welches, so wage ich zu behaupten, aus dem Begehren kommt, wie es die Mailänder Philosophinnen und Feministinnen beschrieben haben.

1 Andere Verständnisse von Begehren, wie z. B. das von Lacan sind hier nicht einbezogen.

Was ist dein Begehr?

Beim Begehren denken wir zuallererst an ein sexuelles Begehren. Auch wenn das Begehren, von dem hier die Rede ist, viel umfassender ist, so ist das sexuelle Begehren eine erste Annäherung.

> „Wie uns beim sexuellen Begehren eine starke Kraft antreibt, einem anderen Menschen körperlich nahe sein zu wollen, dabei auch über Grenzen zu gehen, ein Risiko einzugehen, uns vielleicht auch lächerlich zu machen, so wirkt auch im Begehren eine starke Kraft in uns, die uns dazu bringt, Dinge zu tun, die wir sonst vielleicht nicht wagen würden. Weiter erfahren wir wie beim sexuellen Begehren Genuss und tiefe Befriedigung, wenn es uns gelingt, im Einklang mit unserm Begehren in der Welt zu wirken. Und wie beim sexuellen Begehren geht die Kraft weg, wenn wir uns in der Wiederholung gleicher Abläufe einrichten, anstatt immer wieder neu in die Begegnung und damit ins Risiko zu gehen." (Markert, 2009, S. 19)

Das Begehren, wie es die Mailänderinnen beschreiben, wird im Wort „desidero" ausgedrückt. Wünschen, Wollen, ein Anspruch auf Wohlbehagen, Begehren, Verlangen, Begierde, Anliegen, sind Versuche, diese innere Kraft, die uns antreibt, in Worte zu fassen. Hören wir auf diese Kraft, so kommt Neues in die Welt. Es kommt aus der Einzigartigkeit jeder einzelnen und hat damit etwas sehr Persönliches.

Begehren beschränkt sich aber nicht auf das Persönliche, sondern es drückt die Verbundenheit mit dem Gemeinsamen aus, mit der Menschheit an sich, mit der kreativen Kraft, die uns Menschen verbindet, wie Markert (ebd.) sagt. Dieser „göttliche Funke", der in uns Menschen gelegt sei, in den Worten von Mystikern, wie z. B. von Meister Eckhart[2] gesprochen, wirke auf unsere Seele und bewirke unser Streben nach Gott, nach Gutem, nach Liebe. All diese Bilder versuchen auszudrücken, was Antrieb ist dafür, Neues in die Welt zu bringen, trotz aller Widerstände und Ängste, die damit auch immer wieder verbunden sind.

---

2 spätmittelalterlicher Theologe und Philosoph

So sei das Begehren eine Orientierung, die uns dazu drängt, uns damit in der Welt zu zeigen. Eine „Seelenkraft", wie Markert (2009, S. 22) Dorothee Sölle zitiert, was unserem Handeln die Richtung gibt. Markert (ebd.) selbst beschreibt es mit dem Bild von Pfingsten, wenn wir für etwas „Feuer und Flamme" sind in einer Weise, in der wir auch andere damit anstecken können. Dem Begehren zu folgen ist demnach nur zum Teil eine eigene Entscheidung. Gleichzeitig ist es dieser Funke, der uns ziehen kann und uns die Richtung geben kann, der wir folgen. Dies entfacht eine Kraft, die für andere überzeugend sein kann. Solches Wirken kann uns mit Sinn erfüllen, uns beflügeln, uns begeistern und uns damit mit der Kraft verbinden, die uns ermöglicht, weiter zu gehen. Wir sind angezogen davon und gleichzeitig erfüllt.

Uns vom Begehren leiten zu lassen braucht Mut. Sich hinauswagen aus der Komfortzone, auch alleine stehen können mit keiner Garantie, nur dem inneren Drang und Brennen für etwas, das noch nicht da ist. Manchmal sehen wir es selber noch gar nicht, sondern brauchen andere, denen wir vertrauen, mit denen wir das „affidamento" eingehen, was von „affidarsi", sich anvertrauen, kommt, sagt Markert (ebd., S. 30/31). Es scheint wie ein Paradox: das Begehren zu finden, ihm zu folgen, ist unsere eigene Sache. Gleichzeitig können wir es nicht alleine, wir brauchen andere, die uns ermutigen, bestärken. Wir brauchen „[...] sowohl konkrete Frauen in unserer Umgebung als auch weibliche Vorbilder aus anderen Zeiten – [...] auch dort, wo das eigene Begehren uns Angst macht." (ebd., S. 33).

Dass diese Angst berechtigt ist, wissen alle, die es gewagt haben, herauszutreten mit einer Idee, die zuerst einmal Unverständnis und vielleicht Widerstand und Konflikt bringen kann, mit der wir ebenso den Neid und die Missgunst anderer auf uns ziehen können. Da braucht es das Gemeinsame, das Unterstützen und sich unterstützen lassen. Das Begehren bewirkt, dass wir politisch tätig werden. Es geht nicht darum, sich selber in einer egoistischen, auf sich selber gerichteten Weise zu verwirklichen, sondern etwas zu folgen, was aus der Verbindung mit dem, was weiter oben als „göttlicher Funke" bezeichnet wurde, erwächst, für das wir uns auf eine Weise zur Verfügung stellen. Wir finden für solches Wirken viele Beispiele, Menschen, die wir dann als Mystiker:innen wie Teresa von Avila oder als große Menschen wie Ghandi oder Martin Luther King, bezeichnen.

Dieses Zusammenwirken von Persönlichem und Unpersönlichem beschreibt Markert (ebd.) als das „affidamento", welches mit der freien Entscheidung zu tun hat, denn ich wähle, welchen Impulsen ich folge. Bei dieser Wahl bin ich geleitet vom Begehren, welches mir hilft, zu unterscheiden, in welche Richtung „es“ gehen soll. So entstünde ein Drittes, nämlich das Verbundensein mit der Welt. Insofern gibt es auch ein Getragensein in diesem Wagnis.

Begehren ist auch poetisch, sagt Markert. Tatsächlich finden wir viele Gedichte und Texte, in denen es ausgedrückt ist. Wie z. B. dieses Gedicht von Ute Latendorf:

Losgehen
mitten im Winter
mit müden Beinen
und ängstlichem Herzen.

Losgehen,
weil da ein Weg ist,
der zum Gehen einlädt.

Losgehen,
ohne sich umzusehen
nach Vertrautem,
Gewohnheiten ablegen,
bedürfnislos werden.

Losgehen
und während des Gehens
die alte, enge Haut abstreifen,
Verkrustungen aufbrechen
und sich verändern lassen.
(mit freundlicher Genehmigung der Autorin www.utelatendorf.de)

Dem Begehren zu folgen ist aktiv und passiv, heißt zu führen und sich führen zu lassen. Daraus kann Verwandlung geschehen und Neues entstehen. Ein Wagnis.

Wagnis

Etwas muss es sein, was Heidi Höppner die Kraft verliehen hat, immer wieder alleine und gegen den Strom für das zu stehen und zu wirken, was ihr am Herzen liegt. Ein Begehren, das die eigene Kraft und das sich selber treu sein braucht. Das von etwas gezogen wird, das über das Eigene hinaus geht und ermöglicht, immer wieder dieses Wagnis einzugehen. Dies wird sichtbar in ihrem berufspolitischen Engagement für die Akademisierung und Professionalisierung von Physiotherapie in Deutschland, in ihrem politischen Engagement auf kommunaler Ebene, in ihren Publikationen. Es wird sichtbar darin, wie sie sich für die Stärkung von Frauen einsetzt und sich von starken Frauen inspirieren lässt. Wie von Louise Zietz, von der sie im Podcast sagt sie sei exemplarisch für das Thema „sich einmischen, das Wort erheben, für Demokratie kämpfen", alles Werte, die auch Heidi Höppner lebt.

Es ist fühlbar, wenn ich mit ihr zusammen bin im affidamento, nach wie vor. Im gemeinsamen Vertrauen, sich anvertrauen, der gegenseitigen Bestärkung und kritischen Anfrage.

So ist sie Wegbereiterin für Neues in der Physiotherapie und darüber hinaus. Sie ist Wegbegleiterin für viele geworden, die bei ihr studiert haben. Diese liegen ihr besonders am Herzen! Wegbegleiterin ist sie auch für mich geworden über fast zwei Jahrzehnte. So ist sie selber zum Exempel geworden für eine Frau, die es wagt, dem eigenen Begehren zu folgen –no matter what!

Literatur

Markert, D. (2009). *Wachsen am Mehr anderer Frauen.* Rüsselsheim: Christel Göttert Verlag.

Stadt Bargteheide. (n. d.). *Podcast über Louise Zietz.* Abgerufen am 15.01.2025, von https://www.bargteheide.de/media/custom/3489_399_1.MP3?1646042615

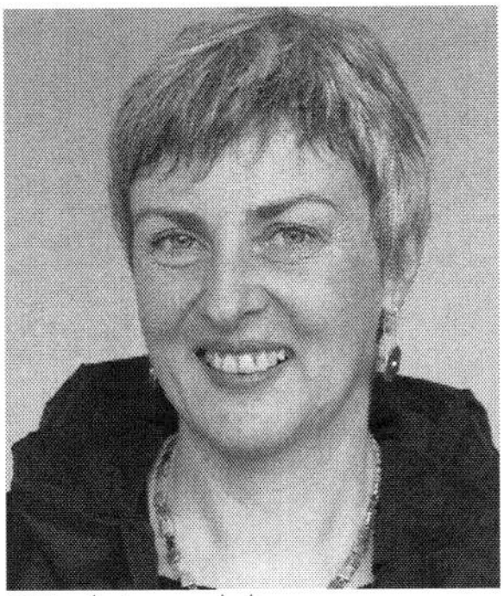
© Ursula Immenschuh

Ursula Immenschuh, Professorin für Pflegepädagogik an der Katholischen Hochschule Freiburg, Pflegefachperson für ambulante Pflege, MSc by Research und PhD von der University of Edinburgh.

Nils L. Reiter

Diffusionstheorie, kritische Masse und radikaler Wandel – Innovation in der Physiotherapie: Eine persönliche Reflexion

Tatsächlich habe ich Heidi beim Wäscheaufhängen kennengelernt. Sie konnte mich nicht hören oder sehen, aber sie war dabei – an einem Dienstagmorgen, an dem ich mich, noch nicht lange wach, auf den Weg vom Wohnzimmer ins Schlafzimmer machte, um an einem meiner ersten Studientage teilzunehmen. Anders als geplant, mitten im Auftakt der Corona-Pandemie, noch unvertraut mit dem Terrain der Online-Meetings und Breakout Rooms.

> *„Üben wir uns im Blick auf schöne Farben in Gelassenheit. Ihnen wünsche ich von Herzen, dass die Gemeinschaft und die Zugehörigkeit zur Gruppe Sie mittragen wird in Ihrem Studium."*

stand auf einem vorbereitenden Arbeitsblatt, auf dem neben ein paar grundlegenden Modulinformationen bunte „Corona-Monster" zu sehen waren, die Heidis Nachbarin (5 Jahre alt) gemalt hatte. Nun gut, hänge ich mal weiter meine Wäsche auf.

Ähnlich haben wahrscheinlich viele meiner Mitstudierenden den Semesteranfang erlebt. Eine Gruppe junger Physiotherapeut:innen, die sich nach ihrer Ausbildung für den ungewöhnlichen Weg eines Studiums entschieden hatten und nun im neuen, unerwarteten Kontext, ambivalent einem Online-Studium entgegensahen. Was war zu erwarten von einem Studium, das doch eigentlich, verglichen mit dem nächsten Zertifikatskurs, keinen eindeutigen Wert für einen deutschen Physiotherapeuten hatte? „Was soll dir das denn bringen?" hatten einige meiner Kolleg:innen gefragt, und diese Perspektive hallte doch umso stärker nach, wo nun die Kraft des gemeinsamen Lernens und Reflektierens irgendwo zwischen Verbindungsproblemen und Software-Update-Verzögerungen verloren zu gehen schien.

Dennoch, im Modul „Berufsbezogene Reflexion" diskutierten wir nun einmal die Woche über die Selbst- und Fremdwahrnehmung von Physiotherapeut:innen. Collagen wurden erstellt mit den Titeln *„Einen Igelball hätte ich* *auch noch zu Hause*" oder „*Pezziball – die Luft ist raus*", und ich lernte mit dem Ausdruck „prekäre Arbeitsverhältnisse" einen Begriff kennen, der nur zu gut ein subtiles Lebensgefühl beschrieb, welches mich seit meiner Physiotherapieausbildung stetig begleitet hatte.

Gemeinsam, so schien es, war uns Studierenden vor allem die Motivation, Antworten auf einen Widerspruch zu finden. Einerseits der Idee, wie Physiotherapie sein könnte – z. B. eine Profession, die es sich zur Aufgabe gemacht hat, den Menschen im Meistern seiner physischen Existenz zu unterstützen und ihn professionell und mit evidenzbasierten Methoden durch bewegungsbezogene Lebenskrisen zu begleiten (inspiriert durch Ringel, 2021). Und andererseits die rigide, repetitive und bürokratische Realität des physiotherapeutischen Arbeitsalltags, die viele von uns damals auch als „Praxis-Schock" beschrieben.

Diffusionstheorie in der Physiotherapie

Nur knapp 3 % der deutschen Physiotherapeut:innen haben bis heute einen akademischen Abschluss (Physio Deutschland, 2020). In den vergangenen Jahren sind zunehmend Studien erschienen, die einen Innovations- und Informationsstau in der Physiotherapie aufzeigen. Deutsche Physiotherapeut:innen haben Schwierigkeiten neue Kommunikationsstrategien, standardisierte Fragebögen oder Trainingsinterventionen in ihre Praxis zu implementieren, kennen aktuelle Leitlinien nicht und nutzen Interventionen, die von wissenschaftlicher Seite nicht empfohlen werden (Bahns et al., 2021; Braun et al., 2018; Eisele et al., 2020; Kühn et al., 2024).

Dennoch zeigen Braun et al. (2022), dass es deutsche Berufsangehörige gibt, die eine evidenzbasierte Praxis in ihrer Arbeit umsetzen. Eine Frage, die mich während meines Studiums daher immer wieder beschäftigte, war: Wie schaffen es Kolleg:innen – trotz des „Praxis-Schocks" – eine evidenzbasierte Praxis zu entwickeln und damit zumindest einen Teil des beschriebenen Widerspruchs aufzulösen?

Einen interessanten Erklärungsansatz fand ich in der Diffusionstheorie nach Everett Rogers. Sie untersucht den Prozess, in dessen zeitlichem Verlauf eine Innovation über verschiedene Kanäle an die Mitglieder eines sozialen Systems kommuniziert wird. Auf individueller Ebene erklärt sie mit mithilfe des

Innovations-Entscheidungsprozess, warum Menschen bestimmte Innovationen übernehmen und langfristig beibehalten. Personen, die innerhalb eines sozialen Systems Innovationen früher umsetzen als andere, werden dabei als „Early Adopters" beschrieben. Sie spielen in der Verbreitung von Innovationen eine bedeutende Rolle, da sie diese an andere Personen in ihrem sozialen System weitergeben und dazu beitragen, dass eine kritische Masse an Übernehmer:innen erreicht wird (Rogers et al., 2014). Eine evidenzbasierte Praxis könnte, so mein Gedanke, dabei als eine Innovation im Sinne der Diffusionstheorie interpretiert werden, deren Verbreitung innerhalb der deutschen Physiotherapie nur begrenzt erfolgt ist.

In meiner Bachelorarbeit, die Heidi betreute, befragte ich also Therapeut:innen, wie sie die Barrieren gegenüber einer evidenzbasierten Praxis in ihrem persönlichen Arbeitskontext überwunden hatten und nutzte die Diffusionstheorie, um die Inhalte dieser Interviews zu analysieren (Reiter et al., 2023). Sie berichteten dabei von vier Strategien:

1. **Austausch:** Die Therapeut:innen suchten gezielt den fachlichen Austausch, sowohl online als auch im Praxisumfeld. Dazu gehörte die Teilnahme an und Organisation von Qualitätsnetzwerken, Journal-Clubs und internen Fortbildungen.
2. **Umweltgestaltung:** Die Therapeut:innen passten ihre Arbeitsstrukturen an, um mehr Zeit für wissenschaftliche Recherche und evidenzbasiertes Arbeiten zu haben. Dies umfasste verlängerte Therapiezeiten, einen Wechsel des Arbeitgebers und den Aufbau von Kooperationen mit Hochschulen, um mehr Kontakt zu wissenschaftlich ausgebildeten Therapeut:innen zu erhalten.
3. **Wissenschaftskonsum:** Der gezielte Konsum wissenschaftlicher Inhalte spielte dabei eine zentrale Rolle. Podcasts, E-Mail-Newsletter und soziale Medien wurden genutzt, um sich schnell und praxisnah zu informieren, auch wenn dabei die kritische Analyse von Studien teilweise auf der Strecke blieb.
4. **Selbstorganisation:** Die Fähigkeit, die investierte Zeit in die Weiterentwicklung der eigenen therapeutischen Praxis effektiv zu organisieren, wurde als essenziell für die Implementierung einer evidenzbasierten Praxis angesehen. Eine Teilnehmerin nahm sich sogar einen Coach, um ihre Lesezeit für wissenschaftliche Studien gezielt zu strukturieren.

Eine kritische Masse erreichen

Veränderungen in einem sozialen System werden selbsttragend, wenn eine kritische Masse an Individuen erreicht wird, die eine Veränderung aktiv mittragen (Marwell & Oliver, 1993). Die Schwelle zur Erreichung einer kritischen Masse wird dabei recht unterschiedlich angesetzt. Während Centola et al. (2018) in experimentellen Studien eine kritische Masse von etwa 25 % identifizierten, deuten Ergebnisse von Iacopini et al. (2021) darauf hin, dass die notwendige Schwelle stark von den Gruppendynamiken eines sozialen Systems abhängt. Nicht nur die absolute Anzahl der Individuen, sondern auch die Struktur und Art der Interaktionen innerhalb der Gruppe spielen eine entscheidende Rolle. Eine sehr kleine, aber strategisch platzierte Minderheit konnte etablierte soziale Normen kippen, wenn sie durch Gruppeninteraktionen sukzessive eine neue Norm verbreitete. In manchen Fällen reichten bereits weniger als 0,3 % der Individuen innerhalb der untersuchten Gruppen aus, um eine Mehrheitsmeinung nachhaltig zu verändern – selbst dann, wenn die Mehrheit nur eine geringe Bereitschaft zur Meinungsänderung zeigte.

In den letzten Jahren habe ich durch Vorträge, Kongresse und viele Besuche in Physiotherapiepraxen in ganz Deutschland zahlreiche junge, studierte und nicht-studierte, Physiotherapeut:innen kennengelernt. Genau wie meine Mitstudierenden während der Corona-Pandemie oder Proband:innen in meiner ersten wissenschaftlichen Arbeit zeigten viele von ihnen Eigenschaften echter Early Adopters im diffusionstheoretischen Sinne. Sie implementieren eine evidenzbasierte Praxis, organisieren Austausch, gestalten aktiv ihr Praxisumfeld und finden neue Möglichkeiten, sich mit Therapeut:innen mit ähnlichen Ansichten und Ideen zu vernetzen. Damit vermitteln sie zwischen Innovatoren des sozialen Systems Physiotherapie, wie Professor:innen oder Wissenschaftlicher:innen und späteren Übernehmer:innen, die Veränderungen mit größerer Zurückhaltung begegnen.

Von kleinen Praktiken zum radikalen Wandel

Radikaler Wandel entsteht nicht nur durch große, sichtbare Ereignisse, sondern auch durch die kumulative Wirkung kleiner, oft unsichtbarer Praktiken in den

Zwischenräumen der Gesellschaft (von Redecker, 2018). Ausgehend von Collagen und berufsbezogener Reflexion hat mein Studium mir bis heute eine Sprache gegeben, meine Perspektiven auf die Physiotherapie zu artikulieren und mir ein erweitertes Selbstbewusstsein als Therapeut eröffnet. Es hat mein Selbstverständnis als Angehöriger einer Profession geprägt, die mir bis heute ein Gefühl von Zugehörigkeit und Sinnhaftigkeit vermittelt, ganz ähnlich wie es Heidi mit ihren „Corona-Monstern" beschrieben hat. Auch wenn mancher Widerspruch geblieben ist, hat Heidi mich, wie so viele andere, inspiriert, selbst als Early Adopters die Ideen der Physiotherapie weiterzutragen und weiterzudenken und ich bin dankbar, dass ich nach dem Wäscheaufhängen mein Bild und Mikrofon angeschaltet und angefangen habe, mitzudiskutieren.

Literatur

Bahns, C., Happe, L., Thiel, C., & Kopkow, C. (2021). Physical therapy for patients with low back pain in Germany: a survey of current practice. *BMC Musculoskeletal Disorders, 22*(1), 563.

Braun, T., Rieckmann, A., Weber, F., & Grüneberg, C. (2018). Current use of measurement instruments by physiotherapists working in Germany: a cross-sectional online survey. *BMC Health Services Research, 18*(1), 810.

Centola, D., Becker, J., Brackbill, D., & Baronchelli, A. (2018). Experimental evidence for tipping points in social convention. *Science (New York, N.Y.), 360*(6393), 1116–1119.

Eisele, A., Schagg, D., & Göhner, W. (2020). Exercise promotion in physiotherapy: A qualitative study providing insights into German physiotherapists' practices and experiences. *Musculoskeletal Science & Practice, 45*(102104), 102104.

Iacopini, I., Petri, G., Baronchelli, A., & Barrat, A. (2021). Group interactions modulate critical mass dynamics in social convention. In *arXiv [physics.soc-ph]*. arXiv.

Kühn, L., Rosen, D., Reiter, N. L., Prill, R., & Choi, K.-E. A. (2024). Appropriateness of exercise therapy delivery in chronic low back pain management: cross-sectional online survey of physiotherapy practice in Germany. *BMC Musculoskeletal Disorders, 25*(1), 422.

Marwell, G., & Oliver, P. (1993). *Studies in rationality and social change: The critical mass in collective action*. Cambridge University Press.

Physio Deutschland. (2020). *Hochschulumfrage 2020*.

Reiter, N. L., Rosen, D., Vogel, B., & Höppner, H. (2023). Diffusion of innovations theory in German physiotherapy – A qualitative study of the innovation-decision-process among German Early Adopters / Diffusionstheorie in der Physiotherapie – Eine qualitative Untersuchung des Innovations-Entscheidungsprozesses bei deutschen Early Adoptern. *International Journal of Health Professions, 10*(1), 82–92.

Ringel, S. (2021). *Professionalisierung der deutschen Physiotherapie aus einer ethischen und moralischen Perspektive: Eine explorative Studie*.

Rogers, E. M., Singhal, A., & Quinlan, M. M. (2014). Diffusion of innovations. In *An integrated approach to communication theory and research* (pp. 432–448). Routledge.

von Redecker, E. (2018). *Praxis und Revolution: Eine Sozialtheorie radikalen Wandels* (1st ed.). Campus.

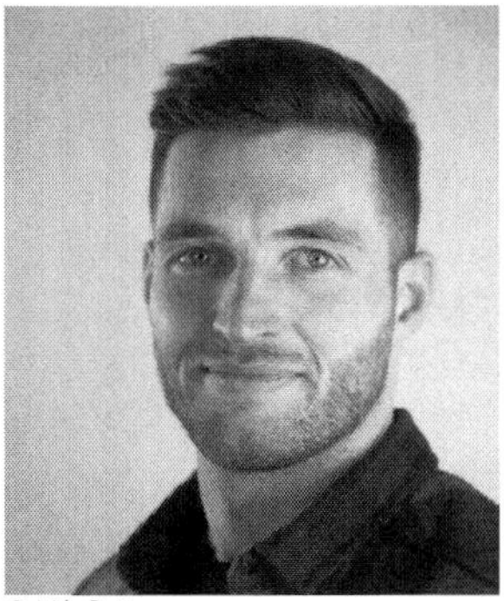

© Nils Reiter

Nils Reiter (BSc), Physiotherapeut und Gründer der PhysioBib, einem Wissenschaftskommunikationsprojekt in der deutschsprachigen Physiotherapie, studierte an der Alice Salomon Hochschule Berlin und absolviert derzeit einen Master in Schmerzphysiotherapie an der Berner Fachhochschule.

Politik – Systemgestaltung – Public Health

Beat Sottas

Mobilisation im Tiefkühler

Therapeutische Interventionen in der Gesundheitsbildungspolitik

Der Titel ist mehr als eine Metapher, die Doppeldeutigkeit ist gewollt, getriggert durch Beobachtungen eines Außenstehenden auf Verhältnisse bei der Ausbildung von Health Professionals, die aus pädagogischer und bildungspolitischer Sicht eigentümlich konservativ und konservierend erscheinen.

2010 durfte ich auf einer Tagung zu Fachqualifikationsrahmen für Gesundheitsberufe in Hannover über die Abschlusskompetenzen der Schweizer FH-Studiengänge für Pflege, Physio, Ergo, Hebammen und Ernährungsberatung berichten (Sottas 2011). Zwar wusste ich als ehemaliger Verantwortlicher für Aus- und Weiterbildung der Medizinalberufe im schweizerischen Bundesamt für Gesundheit, dass deutsche Expert:innen bei Akkreditierungen unserer Medizinstudiengänge viele Reformen kritisch betrachteten. Nicht bewusst war mir, dass die in der Schweiz unaufgeregt verlaufende Akademisierung der Gesundheitsberufe (Sottas 2021) in Deutschland gänzlich blockiert war. Erst im Nachgang habe ich realisiert, dass schon der Tagungsort – das Haus „Nirwana" – mehr Prophezeiung als Programm war: in leidvollen Zyklen von Wiedergeburten müssen die Gesundheitsberufler:innen zuerst alles Karma aufbrauchen, um ins Nirwana zu gelangen, in dem sich alle Sehnsüchte erfüllen …

Aus dieser Tagung hat sich mit Heidi Höppner ein inspirierender Austausch und eine produktive Kooperation über die Reise ins bildungspolitische Nirwana entwickelt. Wegen den absehbaren Umbrüchen und Herausforderungen in der Versorgung und den daraus ableitbaren Kompetenzanforderungen ging es in vielen Gesprächen und Arbeiten „um nicht weniger als um die höchst relevante Frage, ob in der Boombranche Gesundheit die Workforce wirklich fit gemacht wird für die künftig im Gesundheitssystem zu leistende Arbeit" (Höppner & Sottas 2020, S. 249).

Hehre Ziele, konstruierte Legitimationen

Weltweit sind Gesundheitsberufe durch gesetzliche und ethische Rahmungen gefasst, um Nichtschädigung, Qualität und Täuschungsschutz zu gewährleisten. Allerdings dokumentieren die – je nach Land unterschiedlich zugeschnittenen – Gesundheits-, Berufs- und Bildungsgesetze primär, mit welchen Menschenbildern, Erwartungen und Ängsten die Kompetenzen und Limitierungen konzipiert werden. „Ausgebildet wird, was gebraucht wird", steht auch in unseren Policy Papers. Die Realität ist allerdings eine andere: Getrieben von Partikularinteressen, Profilierungs- und Positionierungsaktivismus, Politik und Passgenauigkeit ist eine heterogene, silo-mäßig organisierte Ausbildungslandschaft für Gesundheitsarbeit entstanden. Überdies ist alles mit föderalen Variationen verregelt und verriegelt. Im internationalen Vergleich zeigen die wenig kohärenten Geltungsbereiche, wie konstruiert diese Reglementierungen sind. Trotz identischer Ziele belegen die leidenschaftlichen Debatten um System- und Professionsentwicklungen, dass die Rahmungen lieber auf Konservierungsmaßnahmen und ideologische Kunstgriffe abstellen als auf Evidenz (Frenk et al. 2010).

Der Vergleich der Entwicklungen in den letzten 20 Jahren in den deutschsprachigen Ländern zeigt, dass die Ausbildung für Gesundheitsarbeit auf „Sonderwege" abstellt. In Deutschland erstaunt die Zahl von 14 heterogenen Berufsgesetzen mit Eigenheiten der Bundesländer. Im Vergleich mit der Schweiz und Österreich fällt auf, dass sehr wenige Gesundheitsfachpersonen an Hochschulen ausgebildet werden. Zudem wird auf ärztliche Delegation an „Heilhilfsberufe" gesetzt, denen per Gesetz subalterne Positionen zugewiesen sind. Der Bildungsauftrag ist entsprechend eng gefasst: Berufe sind solides Handwerk in einem exakt umrissenen Tätigkeitsfeld. Sie gründen auf einer eng reglementierten beruflichen Sozialisation und scharf umrissenen professionellen Identität. Ziele dieser Bildung sind denn auch die unmittelbare Beschäftigungsfähigkeit und die nahtlose Einmündung in das zugeschriebene professionelle Territorium.

Die endlosen Debatten, politischen Manöver und Wiedergeburtszyklen bei der Modellklausel für die Berufe der Gesundheitsversorgung machen vor allem eines deutlich: in der BRD gilt beim Personaleinsatz im Gesundheitsbereich die sonst über alles gestellte Evidenz nicht(s). Das Relativieren der sozio-professionellen Unterschichtung oder das Verlassen rigider Prinzipien in der Bildung (die Anhebung des Niveaus von Stufe 3-4 auf Stufe 6-7 des Europäischen Qualifikationsrahmens) oder das Überwinden überkommener Denkmuster zur Berufsausübung erzeugen heftige Irritationen und Krämpfe. Auch wenn nun in der Pflege und bei den Hebammen Lockerungen möglich sind, bleibt die Diagnose für die Fachberufe unverändert: therapieresistentes Freezing. Die Ministerien ziehen die Scheuklappen enger, verheddern sich im Paragraphendschungel und postulieren weiterhin, dass in Deutschland nur ärztliche Führung Patient:innensicherheit gewährleisten kann … Kurz: sie stützen die Verriegelung, verstauen die Novellierungsprojekte und Gutachten einmal mehr im Tiefkühler und schicken die Gesundheitsberufler:innen auf einen weiteren Wiedergeburtszyklus.

Bedarfe erfordern mehr Bachelors – die Mehrwerte sind garantiert

Dass etwas Disruptives auf die Gesellschaft zurollt ist offensichtlich: die alternde Gesellschaft, das *slow motion disaster* (WHO) der chronisch-degenerativen und psychischen Erkrankungen, eine schwindende Workforce, die Fragmentierung der Versorgung mit Doppelspurigkeiten und Ineffizienzen, neue exorbitant teure Therapien, Wirtschaftlichkeitsvorgaben und Nutzenbewertungen, Ergebnistransparenz, veränderte Erwartungen und Teilhabe-Forderungen mündiger Patient:innen, die Digitalisierung und Industrialisierung des Gesundheitswesens u. a.m. Insgesamt eine ungemütlich komplexe Gemengelage, die fundamental andere Herangehensweisen erfordert als bisher.

Bereits 1975 postulierten WHO und OECD die hochschulische Ausbildung nichtmedizinischer Fachpersonen. Wie vor über hundert Jahren in der Medizin sollen damit hoch qualifizierte Fachpersonen ins System gebracht werden, um die steigenden Fallzahlen, die komplexeren Bedarfe und veränderten Versorgungsaufgaben zu bewältigen (Sottas et al., 2013). Der Akademisierungsprozess der Gesundheitsfachberufe ist im deutschen Sprachraum durch Studienaufenthalte und Promotionen in angelsächsischen oder skandinavischen Ländern angestoßen worden. Jahrzehntelange Erfahrungen und robuste Bildungs- und Versorgungsforschung zeigen auf, was Standard in der Bildung, Berufsausübung und professionellen Positionierung sein könnte. Anders als in der Schweiz und Österreich wurden diese Impulse in Deutschland bildungspolitisch nur selektiv aufgenommen.

Die Mehrwerte einer akademischen Ausbildung sind international bestens belegt und werden auch im deutschen Sprachraum seit über 20 Jahren rezipiert: Diese Fachpersonen erzeugen mit einer erweiterten fachlichen Expertise, reflexiverer Berufsausübung sowie gesteigerter Effektivität und Effizienz mehr Patient:innen- und Systemnutzen. Die VAMOS-Studie bei den Hochschulabsolvent:innen der Pflege- und Therapiestudiengänge in NRW hat ihre Expertise und Performanz insbesondere bei der Gestaltung neuer Versorgungspfade, der Entwicklung neuer bedarfs- und bedürfnisorientierter Konzepte für Patient:innen oder bei der Qualitätssicherung und Evaluation der Leistungen akkurat belegt (Dieterich et al. 2019). Die Absolvent:innen sind in der Lage, insbesondere in den Bereichen Beratung, interprofessionelle Zusammenarbeit, sektorenübergreifende Versorgung, Projektarbeit, wissenschaftliche Recherche, Konzept- und Systementwicklung sowie Expertentätigkeiten Aufgaben zu übernehmen, die über das hinausgehen, was von den an Berufsfachschulen ausgebildeten Kolleg:innen geleistet werden kann.

Mit Blick auf die ähnlichen Konstellationen bei Indikatoren wie Demografie, Morbidität, Personal und Kosten stellt sich daher die Frage, was denn in Deutschland so anders ist, dass weiteres Experimentieren und Lavieren bei den Modellversuchen notwendig sind.

Mobilisation: Reden und Ringen und hoffen auf ein Gelingen …

Beim Versuch, die Erstarrung zu lösen, war Heidi Höppner eine der Pionierinnen. Sie kannte nicht nur die physiotherapeutischen Mobilisierungstechniken, sondern auch die bildungspolitischen. Ihr Repertoire umfasst sorgfältige Bestandsaufnahmen („*Deutlich wird auch die Herausforderung einer in Deutschland sowieso bereits nachholenden Entwicklung der akademischen Strukturbildung unter den Bedingungen der Ansiedlung an Fachhochschulen*“), ungeschminkte Analysen („*Ambitionierter Nachwuchs für den Aufbau im eigenen Feld und Land wählt den Weg in andere Disziplinen oder ins Ausland*“), den Blick auf die Steuerung des Gesamtsystems („*Es gilt jetzt, die richtigen Weichen zu stellen, damit der wissenschaftliche Nachwuchs in diesem Feld Perspektiven für Karrieren in Lehre und Forschung erhält*“), rhetorischen Feinschliff („*Studiengänge bedeuten noch keine Akademisierung*") und eloquent assortierte Argumentarien („*Dissertationen sind ‚die' Ressource für die Entwicklung einer Theoriebildung und Studien zum Nachweis der Wirksamkeit therapeutischer Interventionen*" (Zitate aus Höppner 2016).

Mobilisierung ist aber nicht nur das Schreiben gegen die Ignoranz und das Abschmettern aller Belege für die Mehrwerte, gegen das Übergangen- und Vergessenwerden sowie insbesondere gegen das Verwehren qualifikationsadäquater Vergütungen. Der Mobilisierung dient auch das unermüdliche Reisen zum Reden mit Meinungsmacher:innen und Entscheidungstragenden. Als Gestalterin, Ermöglicherin und Rollenmodell ist es für sie selbstverständlich, aufzustehen, Skeptiker:innen zu überzeugen, über die Grenzen hinweg Verbündete zu mobilisieren, Netzwerke zu initiieren und Allianzen zu stärken.

In der gerafften Hommage mag der nicht enden wollende Gang durch die Institutionen überzeichnet erscheinen und erfolglos wirken. Das trifft wohl für die Makroebene zu, wo die Politik Reinkarnationen statt Reformen vorsieht. Das kontinuierliche Beackern des Feldes, das unnachgiebige Bohren dicker Bretter und die Knochenarbeit an den Stellschrauben haben indes in Bildungs- und Versorgungseinrichtungen und in Studiengängen sehr wohl Breitenwirkung entfaltet, die Früchte trägt. Was Heidi Höppner zum Abschied und zur Anerkennung vom System zu wünschen ist: Resonanz für ihre Performanz und Resonanz für die Performanz der Gesundheitsberufe.

Literatur

Dieterich, S., et al. (Hrsg.). (2019). *Verbleibstudie der Absolventinnen und Absolventen der Modellstudiengänge in Nordrhein-Westfalen (VAMOS) – Abschlussbericht.* Bochum.

Frenk, J., et al. (2010). Health professionals for a new century: Transforming education to strengthen health systems in an interdependent world. *The Lancet.* https://doi.org/10.1016/S0140-6736(10)61854-5

Höppner, H., & Sottas, B. (2020). Entwicklung von Berufen im Gesundheitswesen: Bildungsinvestitionen im Spannungsfeld von Innovation und Tradition. In V. Amelung et al. (Hrsg.), *Die Zukunft der Arbeit in der Gesundheitsversorgung* (S. 249–262). Berlin: Medizinisch Wissenschaftliche Verlagsgesellschaft MWV.

Höppner, H. (2016). Wer A sagt, muss auch B sagen – für eine konsequente Nachwuchsförderung in den Therapiewissenschaften. In H. Höppner (Hrsg.), *Promotion in den Therapiewissenschaften* (S. 9–19). Frankfurt am Main: Mabuse.

Sottas, B. (2021). (K)Ein Wunschkind, das Karriere macht – Gedanken zu Gesetz, Geld, Geist und Gegenwind bei der Akademisierung in der Schweiz. *International Journal of Health Professions, 8*(1), 152–158. https://doi.org/10.2478/ijhp-2021-0021

Sottas, B., Brügger, S., & Meyer, P. C. (2013). *Health Universities – Konzept, Relevanz und Best Practice. Mit regionaler Versorgung und interprofessioneller Bildung zu bedarfsgerechten Gesundheitsfachleuten.* Winterthur: Zürcher Hochschule für Angewandte Wissenschaften ZHAW.

Sottas, B. (2011). Abschlusskompetenzen für alle Gesundheitsberufe: Das schweizerische Rahmenwerk und seine Konzeption. *GMS Zeitschrift für Medizinische Ausbildung, 28*(1), Doc11.

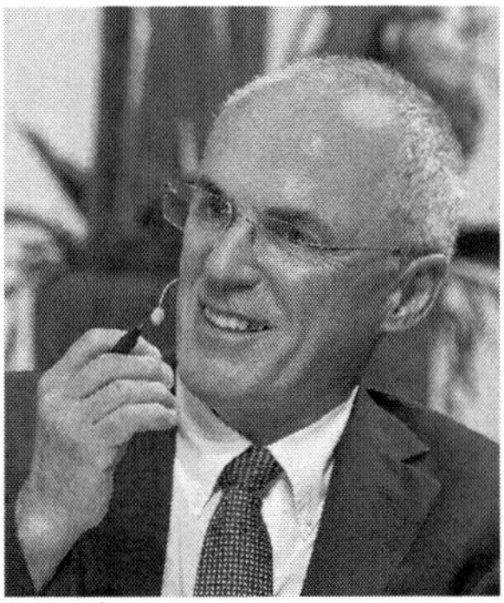

© Beat Sottas

Dr. Beat Sottas kommt aus dem Bildungswesen und hat an der Universität Freiburg (Schweiz) in Sozialwissenschaften promoviert. Er war u. a. Abteilungsleiter für Bildung und Grundversorgung im schweizerischen Bundesamt für Gesundheit. Seit 2008 ist er selbstständiger Berater und Versorgungsforscher.

Volker Brünger & Christine Donner

Weitergedacht: Von der Revolution zur Beteiligung in den Therapieberufen

Berufspolitische Herausforderungen für die Therapieberufe

Zu den Therapieberufen, die insbesondere die ambulante Heilmittelversorgung sicherstellen, zählen die Ergotherapie, die Physiotherapie, die Logopädie, die Podologie und die Ernährungstherapie. Diese Berufe standen in den letzten Jahrzehnten vor einer Vielzahl von Herausforderungen. Niedrige Vergütungen, hohe Arbeitsbelastungen, unzureichende politische Anerkennung und schwierige Arbeitsbedingungen haben die Berufe nachhaltig belastet.

Dies führte dazu, dass trotz der wachsenden Bedeutung der Therapieberufe gerade im Hinblick auf die besonderen Herausforderungen einer alternden und zunehmend bewegungsarmen Informationsgesellschaft, der Bedarf an Fachkräften nicht mehr sichergestellt werden konnte.

Dieser Fachkräfteengpass entstand in der Hauptsache durch veraltete Rahmenbedingungen, die einerseits den Wettbewerb um junge Ausbildungsinteressierte erschwerte und andererseits den Verbleib im Beruf unattraktiv machten.

Bis zum Jahr 2019 mussten die Auszubildenden in diesen Berufen noch regelhaft die finanziellen Lasten der Ausbildung in Form eines Schulgeldes selbst tragen. Eine Ausbildungsvergütung war in der Regel nicht zu erreichen. Die Vergütungen durch die Gesetzliche Krankenversicherung entwickelten sich nur sehr zögerlich.

So gab es in der Physiotherapie und häufiger noch in der Ergotherapie Jahre, in denen es de facto gar keine Erhöhung der Vergütungspreise gab. Erst ab etwa 2013 entsprachen die Abschlüsse in der Physiotherapie weitestgehend der jährlichen Grundlohn-Veränderungsrate[1]. In der Ergotherapie lagen die Abschlüsse noch bis 2015 kumuliert unter der Grundlohn-Veränderungsrate (Reinhardt,

---

1 Die **Grundlohn-Veränderungsrate** in der gesetzlichen Krankenversicherung (GKV) gibt die prozentuale Veränderung der beitragspflichtigen Einnahmen aller Mitglieder der Krankenkassen an. Sie dient und diente als Maßstab für die Anpassung von Vergütungen im Gesundheitswesen.

2017, S. 57 f.). Dies führte dazu, dass die Gehälter der Therapeut:innen zwischen den Jahren 2002 und 2006 sogar sanken (ebenda, S. 4).

Insgesamt kann man zusammenfassen, dass die Therapieberufe insbesondere in der Ausgestaltung der Rahmenbedingungen und in ihren Möglichkeiten für eine qualitativ hochwertige Versorgung lange Zeit unter dem Radar der politischen Wahrnehmung liefen.

Eine einfache Suche in den Dokumenten des Bundestages liefert beispielsweise vom Ersteintrag (o.D.) bis zum 01.01.2018 für den Suchbegriff „Ergotherapie" 156 Treffer. Vom Ersteintrag (o.D.) bis zum 14.10.2024 waren es dann 342 Treffer. Seit 2018 hat sich demnach offensichtlich in der politischen Wahrnehmung der Therapieberufe etwas verändert.

Berufspolitische Partizipation: 2018 als Höhepunkt der „Revolution von unten"

Das Jahr 2018 kann man in der Nachschau sicherlich als den Höhepunkt des gemeinschaftlichen berufspolitischen Engagements der Angehörigen der Therapieberufe bezeichnen. Viele kleine Puzzleteile wichtiger Rahmenbedingungen führten nach dem Verständnis der Autoren dieses Beitrags dazu, dass eine große Zahl von Therapeut:innen ihr Schicksal in die eigene Hand nahmen, aktiv wurden und so letztendlich für Veränderungen sorgten. Im Grunde genommen wurden wir alle Zeugen einer kleinen Erfolgsgeschichte von gelebter Demokratie.

Doch wie so oft geht die Bewegung einer großen Gruppe von dem Engagement Einzelner aus.

2014 gründete sich der Bund vereinter Therapeuten (BvT e. V.), die in der Interessensvertretung andere Wege gehen wollten. Die bisherige Interessensvertretung wurde als Hinterzimmerpolitik wahrgenommen. Der BvT (später umbenannt in Vereinte Therapeuten) trat für eine offensive Demonstrationskultur und transparente Prozesse in der Selbstverwaltung ein. Natürlich stieß eine solche Ausrichtung nicht nur auf Beifallsstürme bei den tradierten Interessensvertretern. Die von den Vereinten Therapeuten bundesweit in verschiedenen Städten veranstalteten Demonstrationen hatten anfangs nur wenige Teilnehmer:innen. Die größte Veranstaltung gelang im Mai 2018 in Köln mit über

4000 Teilnehmenden. Trotz Widerstands reformunwilliger Verbände, die eine Teilnahme an den Demonstrationen ablehnten, gelangt es den Vereinten Therapeuten sozusagen eine Grundlage für eine Demonstrationskultur innerhalb der Therapieberufe zu schaffen.

Therapeut:innen fassten Mut, ihre Anliegen zu formulieren und selbst an ihre Abgeordneten vor Ort heranzutragen. Regionale Stammtische etablierten sich vielerorts, dienten dem Austausch, der Vernetzung und der gegenseitigen Unterstützung bei politischer Arbeit.

In Hamburg machte die Ergotherapeutin Rieke Guhl mit ihrer ‚Kreideaktion' von sich reden- (https://www.focus.de/regional/hamburg/hamburg-hamburgerin-schlaegt-alarm-deutschland-droht-der-therapie-notstand_id_10166397.html). An der Aktion beteiligten sich am 25.08.2018 in 244 Städten bundesweit rund 9.000 Therapeutinnen und Therapeuten und schafften so insbesondere in regionalen Medien eine bisher nicht da gewesene Berichterstattung über die Probleme der Therapieberufe.

Diese neue Kultur der Wahrnehmung politischer Interessen bekam Bundesgesundheitsminister Jens Spahn in seinen regelmäßigen Facebook-Liveauftritten zu spüren. Die Kommentare wurden oftmals von Therapeutinnen und Therapeuten gekapert, um auf ihre Probleme aufmerksam zu machen. Doch es blieb keineswegs bei Wortmeldungen in den sozialen Medien. Wer in der Zeit zwischen Mai 2018 und Ende 2019 eine Veranstaltung von Herrn Spahn besucht hat, wird festgestellt haben, dass selbst in kleineren Orten immer Therapeut:innen dabei waren, die sich zu Wort gemeldet haben, ihre Probleme schilderten und Reformen einforderten. Die Revolution von unten war für Politiker:innen also auch auf der untersten regionalen Ebene wahrnehmbar.

Die Brandbriefe des Aktionsbündnisses „Therapeuten am Limit" – Stimmen aus der Praxis

Im Zentrum des Aktionsbündnisses „Therapeuten am Limit" stand im Jahr 2018 der Frankfurter Physiotherapeut Heiko Schneider. Er schrieb im März 2018 einen Brandbrief an das Bundesgesundheitsministerium in Berlin und an eine Vielzahl von Akteuren und Entscheidern im Gesundheitswesen. Nachdem dieser Brandbrief auf verschiedenen Socialmedia-Kanälen kontrovers diskutiert wurde, erhielt Schneider Zuspruch von einer Vielzahl von Kolleg:innen, die ebenfalls in Briefen ihre individuelle und teils sehr persönliche Situation beschrieben.

Es hatte den Anschein, dass viele der Therapeut:innen nun eine Chance dafür sahen, dass ihre Stimme gehört wurde. Die Briefe zeigten den immensen Druck innerhalb der Branche. Insgesamt erreichten Schneider und sein Team innerhalb weniger Wochen über eintausend Briefe von Therapeut:innen aus ganz Deutschland, die sehr eindringlich die Probleme der Berufsangehörigen beschrieben und dabei teilweise auch weitergehend die daraus folgenden persönlichen Konsequenzen offen und schonungslos formulierten.

Für das Aktionsbündnis waren diese Briefe Ansporn und Auftrag für die politische Interessenvertretung. Heiko Schneider nahm die Last der Briefe im doppelten Sinn auf sich: Durch die Kenntnis der emotionalen und bewegenden Schilderung einerseits und durch das rein physische Gewicht der beiden prall gefüllten Aktenordner, die er auf seiner Tour von Frankfurt nach Berlin in den Satteltaschen seines Fahrrads transportierte.

Die Tour endete am 6. Juni 2018 vor dem Bundesministerium für Gesundheit in Berlin. Hier sollten die Brandbriefe dem Minister persönlich übergeben werden. Dieser erschien jedoch nicht und schickte noch nicht einmal einen Vertreter aus der Unterabteilung. Die Briefe sollten einfach am Empfang abgegeben werden. Ein solch despektierlicher Umgang mit den Sorgen und Nöten der Therapierenden war natürlich zugleich Legitimation und Ansporn für weitere Proteste. Diese gipfelten dann exakt ein Jahr später in der jetzt als „Tour de Spahn“ nach dem Adressaten benannten Protestfahrt, die sich als Kernthema mit der seit langem überfälligen Schulgeldfreiheit für die Therapieberufe befasste.

Prof. Dr. Heidi Höppner war am 6. Juni 2018 selbst in Berlin beim Ministerium vor Ort. Sie erkannte sofort den besonderen Wert der vielen Brandbriefe, insbesondere weil diese nicht für die Wissenschaft geschrieben waren, sondern ungefiltert und ungeschönt die Stimmen aus der Praxis widerspiegelten – ein sozialwissenschaftlicher Schatz, wie sie betonte. So war es fast unvermeidlich, dass sie spontan zustimmte, eine qualitative Auswertung der Brandbriefe vorzunehmen. Als Co-Autorin konnte Sie Frau Dr. Eva-Maria Beck gewinnen. Die ehrenamtliche und sicher auch emotional teilweise belastende Arbeit der beiden Wissenschaftlerinnen ist seitdem untrennbar mit dem Aktionsbündnis „Therapeuten am Limit“ verbunden.

Waren die Proteste erfolgreich?

Die Proteste erzielten auf verschiedenen Ebenen Erfolge. Kurzfristig führten sie zu konkreten politischen Reaktionen, bereits im November 2018 wurden in Schleswig-Holstein die Weichen für die Schulgeldfreiheit in den Therapieberufen gestellt.

Die Mobilisierung einer breiten Öffentlichkeit und die mediale Berichterstattung trugen dazu bei, dass die Bedeutung der therapeutischen Berufe stärker ins gesellschaftliche Bewusstsein rückte. Bundesgesundheitsminister Jens Spahn reagierte mit einem ganzen Maßnahmenpaket auf die Proteste der Therapeut:innen. Die Anbindung der Preisentwicklung an die Grundlohnsummenentwicklung wurde aufgehoben, Vertragsverhandlungen werden seit April 2019 bundeseinheitlich, statt inhomogen auf Länderebene, geführt. Dazu wurden die Preise als Ausgangsbasis vorab auf das seinerzeit höchste verhandelte Preisniveau angehoben. Zudem wurde die Blankoverordnung statt in Modellversuche direkt in die Regelversorgung überführt.

Zur Wahrheit gehört aber auch, dass bis heute Vertreter:innen tradierter Berufsverbände immer wieder versuchen und versucht haben, die Erfolgsbilanz zu ihren Gunsten umzudeuten. Dabei wäre eine transparente und wertfreie Analyse der Ereignisse unerlässlich für die Verstetigung des Erfolgs gewesen.

Die Notwendigkeit einer kontinuierlichen berufspolitischen Partizipation

Am Beispiel der Protestbewegung von „Therapeuten am Limit“ lässt sich eindrucksvoll verdeutlichen, dass berufspolitische Partizipation für Therapeut:innen unerlässlich ist, um auf ihre Arbeitsbedingungen und ihre Stellung im Gesundheitssystem Einfluss zu nehmen. Die klassischen Partizipationsformen durch altmodische Berufsverbände, haben sich als zu schwach erwiesen, um wirkliche Veränderungen zu bewirken. Der direkte Protest, die unmittelbare berufspolitische Teilhabe, die Brandbriefe und die Nutzung sozialer Medien auch zur Mobilisierung waren daher wichtige neue Ansätze, die in Zukunft weitergedacht werden sollten.

Gleichzeitig zeigt der Verlauf der Proteste, dass Einflussnahme auf berufspolitische Entscheidungen eine kontinuierliche Anstrengung erfordert. Die Politik hat die Türen für Verbesserungen geöffnet, doch die Detailarbeit blieb im Ringen zwischen besseren Rahmenbedingungen und Kostenbegrenzung gefangen. So fehlt nun im Jahr 2024 weiterhin eine ausreichende und wirtschaftliche Vergütung der Heilmittelleistungen im System der Gesetzlichen Krankenversicherung ebenso wie die dringend notwendige Reform der Berufsgesetze einschließlich einer bundeseinheitlichen Regelung für die Schulgeldfreiheit und einer Ausbildungsvergütung.

Ein einmaliger Protest, so kraftvoll er auch sein mag, reicht also offensichtlich nicht aus, um langfristige Veränderungen zu erreichen. Es bedarf einer anhaltenden Präsenz in der politischen Debatte, einer stärkeren Vernetzung mit anderen Berufsgruppen, eines klaren gesetzlichen Rahmens für die Vertretung der Interessen und einer Professionalisierung und Modernisierung der Lobbyarbeit, um die Interessen der Therapeut:innen nachhaltig zu vertreten.

Die Lehren aus den Protesten der Therapeut:innen lassen sich wie folgt zusammenfassen:

- Im Arbeitsalltag der Therapeut:innen gab und gibt es weiterhin und immer noch eine Vielzahl von ungelösten Problemen.
- In der Summe waren die Probleme auf der Entscheidungsebene nicht bekannt und/oder nicht präsent.
- Die unterschiedlichen Aktionen haben eine Plattform geboten, um Probleme niedrigschwellig zu formulieren und zu adressieren.
- Politik reagiert, wenn Probleme eindrücklich, in der Konsequenz verständlich und durch viele Stimmen kommuniziert werden.
- Einzelne können entgegen der landläufigen Meinung durchaus etwas bewegen, wenn es ihnen gelingt, viele andere hinter sich zu versammeln.
- Je tiefer und je breiter eine berufspolitische Partizipation von Angehörigen einer Berufsgruppe – hier waren es die Therapeut:innen – gelingt, desto besser ist das Ergebnis für die gesamte Gruppe.
- Die breite berufspolitische Partizipation sorgt nicht nur dafür, dass Problembeschreibungen kommuniziert werden, sondern vermittelt ebenso ein tieferes Verständnis für die ungenutzten Potenziale und die bedeutende Rolle der Therapieberufe für die speziellen gesamtgesellschaftlichen Herausforderungen der demografischen Entwicklung.
- Therapeut:innen müssen im Gesundheitssystem und in der Öffentlichkeit dauerhaft sichtbarer werden.

Zukunftsperspektive: Wie kann berufspolitische Partizipation gelingen?

Wenn wir gelernt haben, dass die Beteiligung von vielen Berufsangehörigen einen großen Nutzen hat, kann die aus dieser Erkenntnis abgeleitete Frage doch nur sein, „wie“ und nicht „ob“ diese Beteiligung gelingen kann. Die Proteste haben gezeigt, dass digitale Plattformen und soziale Medien eine wichtige Rolle in der Mobilisierung und Partizipation spielen. Zukünftig könnten direktdemokratische Ansätze, ähnlich wie bereits etablierte Online-Petitionen oder Bürgerbeteiligungsverfahren, genutzt werden, um die Anliegen der Therapeut:innen direkter in politische Entscheidungsprozesse einzubringen.

Geht man von der Annahme aus, dass gerade im Prozess des demokratischen Diskurses die besten und wertvollsten Ergebnisse für ein bestimmtes Themengebiet zu erzielen sind und dass dann gleichfalls eine höchstmögliche Akzeptanz für Lösungsansätze innerhalb einer aktiv eingebundenen Berufsgruppe entsteht, so sind direktdemokratische Entscheidungsprozesse sogar als Königsweg anzusehen.

Unterscheiden muss man hier zwischen direktdemokratischen Prozessen (z. B. Volksentscheid), die auf eine verbindliche Entscheidung – in der Regel über Mehrheitsentscheide – hinführen und der Bürgerbeteiligung, die eher in Empfehlungen mündet (Reidinger, 2024, S. 1).

Eine weitere Form kann eine Beteiligung per Losverfahren sein. Diese Verfahren hätten den Vorteil, das anders als bei anderen Beteiligungsformen, die letztendlich immer sozial selektiv sind, eine bessere Inklusion, eine stärkere Unabhängigkeit und eine größere Heterogenität der Beteiligten erwartet werden kann (Bock, Reimann, 2018, S. 1).

Verschiedene Formen von Bürgerbeteiligung sind in der kommunalen Politik inzwischen etabliert. Hier haben sich Prozesse und Qualitätskriterien herausgebildet, die durchaus auf eine berufspolitische Partizipation übertragbar sind. Natürlich sind bei jedem Beteiligungsprozess auch generelle Rahmenbedingungen zu beachten. Die Beteiligung sollte so früh wie möglich beginnen, damit Menschen ihr Wissen und ihre Blickwinkel bereits in den Phasen einbringen können, in denen die Gestaltungsspielräume am größten sind. Beteiligung braucht Zeit und während dessen darf keine dahin gehende politische Entscheidung, quasi am Beteiligungsprozess vorbei, getroffen werden. Zudem ist eine gute Bürgerbeteiligung mit bestehenden Entscheidungsstrukturen eng verknüpft. Ebenso wie sich die Beteiligten verpflichten, Ergebnisse aus Entscheidungsprozessen anzuerkennen und mitzutragen, müssen Entscheidungsträger Rechenschaft darüber ablegen ob und wie die Ergebnisse des Entscheidungsprozesses letztendlich berücksichtigt werden. Transparenz spielt hier für die Nachhaltigkeit der Bereitschaft zur Beteiligung eine immens große Rolle (Allianz Vielfältige Demokratie, 2017, S. 12 f.).

Immer stärker bieten sich digitale Plattformen für eine möglichst barrierefreie Beteiligung an. Zudem erfolgen die gesamte Abwicklung eines Projektes und die Auswertung der generierten Daten auf einer Plattform. Das spart Ressourcen und erleichtert die Arbeit für folgende Projekte. Selbst für die Nutzung von digitalen Plattformen haben sich bereits Leitlinien etabliert (Kribbel, 2023, S. 3 f.).

Anwendungsbeispiel: Der Gemeinsame Bundesausschuss

Die Frage der demokratischen Legitimation des Gemeinsamen Bundesausschusses wird spätestens seit dem Urteil des Bundesverfassungsgerichts von 2015 (1 BvR 2056/12) auch im Hinblick auf eine mögliche Beteiligung der Therapieberufe diskutiert. Dabei dreht es sich häufiger nicht mehr um die Frage, ob den Therapeut:innen zumindest ein Antrags- und Mitberatungsrecht für die Belange bei denen sie direkt betroffen sind, übertragen werden sollte, sondern eher darum, wer diese Vertretung übernimmt.

Die Selbstverwaltung im Gesundheitswesen ist derzeit noch eine rein institutionelle Organisationsform, die vom Staat übertragene hoheitliche Aufgaben übernimmt, um die Gesundheitsversorgung zu gewährleisten. Der Gemeinsame Bundesausschuss (G-BA), der sich aus Vertreter:innen der Ärzteschaft, der Krankenkassen und der Krankenhäuser sowie drei unparteiischen Mitgliedern zusammensetzt, ist das oberste Beschlussgremium der gemeinsamen Selbstverwaltung im Gesundheitswesen.

An Kritik für diese Form der Selbstverwaltung mangelt es seit Jahren nicht. Der Sachverständigenrat zur Begutachtung der Entwicklung im Gesundheitswesen (SVR) schrieb in seinem Gutachten von 2005: „Die im deutschen Gesundheitswesen feststellbaren Fehlallokationen und die vor allem in den letzten Jahren langwierigen und ergebnisarmen Abstimmungsprozesse im Rahmen der

Gemeinsamen Selbstverwaltung ließen Zweifel an der Leistungsfähigkeit der korporativen Koordination und in diesem Kontext auch an der Existenzberechtigung der Kassenärztlichen Vereinigungen (KVen) aufkommen.“ (SVR, 2005, S. 9)

Selbst in der Ärzteschaft gibt es also viele Stimmen, die sich im System nicht gehört fühlen. Dennoch gibt es generell in der Selbstverwaltung auf absehbare Zeit keine erkennbare Möglichkeit für direktdemokratische Partizipationsmöglichkeiten.

Aber wäre es ein allzu wilder und weit hergeholter Gedanke, dass Ärztinnen und Ärzte im Rahmen einer direkten Beteiligung Einfluss auf die Entscheidungen und Vertragsverhandlungen ihrer Kassenärztlichen Vereinigungen nehmen?

Therapeut:innen haben den Vorteil, dass sie über solche Strukturen mit dem Status der Körperschaft des öffentlichen Rechts (noch) gar nicht verfügen. Wenn es dazu kommt, dass per Gesetz beispielsweise Antrags- und Mitbestimmungsrechte im G-BA an die Therapeut:innen übertragen werden, dann könnte die Überlegung, diese Rechte direktdemokratisch mit Leben zu füllen, durchaus spannend sein. Beispielsweise könnte in Anlehnung an Bürgerräte ein Therapeutenparlament etabliert werden, das über transparente Beratungs- und Abstimmungsprozesse Empfehlungen für die Vertreter:innen der Berufe im G-BA entwickelt. Hieraus würden auch Vorteile für alle Berufsverbände erwachsen, die keine Kompetenzen abtreten, sondern mehrheitsfähige Beschlussvorlagen erhalten und daraus auch eine gewisse demokratische Legitimation ableiten können.

Fazit

In persönlichen Gesprächen formuliert Prof. Dr. Heidi Höppner immer wieder, dass es ihr ein großes Anliegen ist, auf die Bedeutung der Therapieberufe im System hinzuweisen. Stimmen, die behaupten, dass die Rolle der Therapeut:innen im Gesamtzusammenhang doch eher marginal sei, widerspricht sie sehr deutlich (und hoffentlich wird sie dessen nie müde). Therapeut:innen sind nicht marginal, denn es ist auch nicht marginal, wie wir altern, wie wir nach einer Operation wieder aufstehen oder wie wir unsere Teilhabe sichern.

Doch anders als andere Berufsgruppen sind die Therapieberufe nicht immer sichtbar. Weder im System noch in der Öffentlichkeit. Aus den Protestbewegungen haben wir gelernt, dass es für die Sichtbarkeit die Beteiligung von vielen Berufsangehörigen braucht.

Die Protestbewegungen wie beispielsweise die von „Therapeuten am Limit“ haben den Stein ins Rollen gebracht und gezeigt, dass Heilmittelerbringer in Deutschland bereit sind, für ihre Rechte einzutreten. Doch der Weg zu einer echten strukturellen Reform des Gesundheitssystems ist noch lang. Um die Zukunft der Berufe Ergotherapie, Physiotherapie, Logopädie, Podologie und Ernährungstherapie nachhaltig zu sichern, bedarf es einer anhaltenden Bewegung oder besser noch eines professionellen Selbstverständnisses, das nicht nur punktuelle Protestaktionen umfasst, sondern langfristig auf einer stärkeren berufspolitischen Partizipation und kontinuierlichem politischen Engagement basiert. Je breiter und je tiefer dieses Engagement innerhalb der Berufsgruppen selbst verwurzelt ist, desto besser und nachhaltiger sind die Aussichten auf eine wirkliche Emanzipation und Professionsentwicklung der Berufe.

Die Revolution von unten im Jahr 2018 war genau betrachtet erst der Beginn eines notwendigen Prozesses. Es liegt nun in den Händen der Therapeut:innen selbst, ihre neu gewonnene Stimme weiter zu nutzen und die berufspolitischen Strukturen so zu verändern, dass sie eine nachhaltige Verbesserung ihrer Arbeits- und Lebensbedingungen erreichen. Idealerweise unterstützen und fördern Berufsverbände solche Innovationen, denn letztendlich können alle Seiten von einem mehr an berufspolitischer Partizipation deutlich profitieren.

Wenn es gelingt, diese Erkenntnis aus der Vergangenheit mit etwas Mut und Innovationskraft zu kombinieren, dann besteht die Möglichkeit im Rahmen der Mitwirkung in der Selbstverwaltung und speziell im Gemeinsamen Bundesausschuss neue Wege zu gehen. Man muss hier nicht Strukturen, die teilweise über 100 Jahre alt sind und den Staub patriarchischen Denkens mit sich tragen, zwangsweise kopieren, sondern kann Meilensteine in der demokratischen Mitbestimmung einer Berufsgruppe setzen.

Wer wenn nicht die Therapieberufe wäre prädestiniert für eine basisdemokratische Stimme in der Selbstverwaltung?

Eine Idee, die sicherlich Zeit zum Reifen braucht, dann aber echtes Potenzial für eine kleine demokratische Revolution und ein Leuchtturmprojekt besitzt.

Literatur

Berg, H. (2005). BHV: Verband der Verbände. *physiopraxis, 3*(9), 10–11. https://doi.org/10.1055/s-0032-1307899

Bock, S., & Reimann, B. (2018). Mit dem Los zu mehr Vielfalt in der Bürgerbeteiligung? Chancen und Grenzen der Zufallsauswahl. Abgerufen am 29. Oktober 2024, von https://backend.repository.difu.de/server/api/core/bitstreams/f57b44c4-b03d-436e-b319-2ba09bd3dc82/content

Kribbel, H. (2023). *Bürgerbeteiligung in Kleinstädten: Eine Analyse der Beteiligungspraxis in fünf Kleinstädten.* Cottbus: HochschulCampus Kleinstadt-Forschung (Hrsg.), Working Paper 7.

Reidinger, F. (2024). Bürgerbeteiligung und Direkte Demokratie gemeinsam denken. *Netzwerk Bürgerbeteiligung.* Abgerufen am 29. Oktober 2024, von https://www.netzwerk-buergerbeteiligung.de/fileadmin/Inhalte/PDF-Dokumente/newsletter_beitraege/3_2024/nbb_beitrag_reidinger_240919.pdf

Reinhardt, M. (2017). Ökonomische und berufliche Situation der ambulanten Physiotherapie und Ergotherapie in Deutschland. *ifo Forschungsberichte.* Abgerufen am 29. Oktober 2024, von https://www.ifo.de/DocDL/ifo_Forschungsberichte_90_2017__Reinhard_Physio_Ergotherapie.pdf

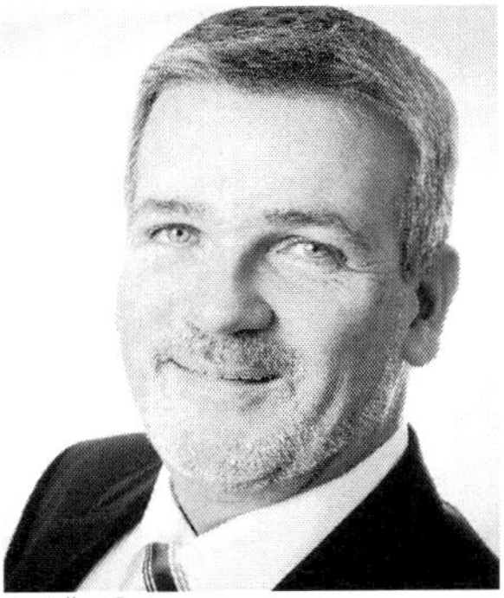
© Volker Brünger

Volker Brünger ist Autor von Fachliteratur im Gesundheitswesen, war als Physiotherapeut 14 Jahre in der ambulanten Versorgung selbstständig tätig. Nach dem Studium der Gesundheitsökonomie (B. A.) und seiner Aktivität als Mitbegründer des Aktionsbündnisses „Therapeuten am Limit" ist er Vorstandsreferent des Bundesverbandes für Ergotherapeuten in Deutschland e. V. (BED) und Mitglied der Schiedsstelle nach § 125 Abs. 6 SGB V für den Bereich der Ergotherapie.

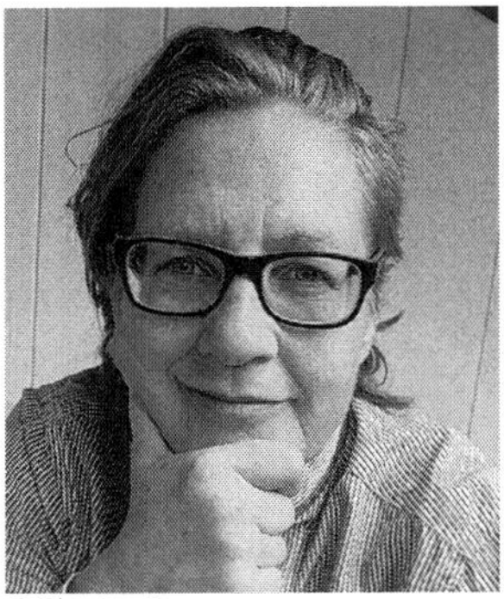
© Christine Donner

Christine Donner, Diplom-Betriebswirt und Wirtschaftsmediator, gründete im April 2004 den Bundesverband für Ergotherapeuten in Deutschland e. V. (BED) und vertritt den Verband als Geschäftsführender Vorstand. Sie begleitet und coacht Therapeut:innen in Gründung oder mit eigener Praxis, hält Seminare, ist Mitglied im Expertenforum des Bundeswirtschaftsministeriums für Gründungen im Gesundheitswesen, und ist Autorin von Fachliteratur.

Helmut Hildebrandt

Von der Eins-zu-eins-Therapie hin zur Systemgestaltung des lokalen Gesundheitswesens

Viele Jahrzehnte war die „Heilkunst“ als eine Eins-zu-eins-Therapie beschrieben, verstanden und gelehrt worden. „Der“ (da meist männlich assoziierte) Therapeut bringt sein Wissen, seine Erfahrung und seine Empathie dem hilflosen (ebenfalls meist männlich assoziierten) Patienten entgegen, gern wurde das dann auch soziologisch als „Arzt-Patienten-Verhältnis“ beschrieben und analysiert.

Transformation des Gesundheitswesens durch arbeitsteilige Zusammenarbeit

Die heutige Arbeit im Gesundheitswesen, die stark von der Auseinandersetzung mit chronischen und komplexen Erkrankungen geprägt ist, hat das traditionelle Eins-zu-eins-Modell längst abgelöst. An dessen Stelle tritt eine arbeitsteilige, wenn auch oft noch nicht ausreichend abgestimmte Zusammenarbeit verschiedener Professionen. In jüngerer Zeit wird diese zudem durch digitale Assistenzlösungen und unterstützende Sensorik erweitert und gleichzeitig gehen die Patient:innen, zumindest die jüngeren aber auch schon die alternden Babyboomer, immer mehr in das bewusste Selbstmanagement.

Für die Ausbildung der Professionellen hat diese Transformation wesentliche Implikationen. So muss das für die Berufswahl meist noch charakteristische Eins-zu-eins-Bild aufgenommen und in ausreichendem Maße gepflegt und entwickelt werden, da es ja auch weiterhin einen notwendigen Bestandteil jeder therapeutischen Interaktion ausmacht. Und gleichzeitig muss aber auch der Blick auf die Arbeitsteiligkeit und die Kooperationsprozesse sowie den Einsatz von digitalen Tools geweitet werden. Und das gerade frisch gelernte „Shared Decision Making“ bewegt sich in Richtung einer Beratung und Empfehlung mit der Letztentscheidung durch die Patient:innen.

Public Health und Population Health Management treten in den Vordergrund

Die Entwicklungstrends der großen Volkskrankheiten, der Demografie und des absehbaren Fachkräftemangels fordern unser gegenwärtiges Solidarsystem der Pflege- und Krankenversicherung aber noch auf eine weitere Weise heraus. Es entsteht ein Bedarf für die Themen Public Health bzw. Population Health Management. Im deutschen Gesundheitswesen und u. a. auch in den Ausbildungen der Gesundheitsberufe werden diese Themen bislang nur unzureichend abgebildet. Das National Committee for Quality Assurance (NCQA) definiert diesen Bereich wie folgt: „*Population Health Management (PHM) is a model of care that addresses individuals' health needs at all points along the continuum of care, including in the community setting, through participation, engagement and targeted interventions for a defined population. The goal of PHM is to maintain or improve the physical and psychosocial well-being of individuals and address health disparities through cost-effective and tailored health solutions*" (NCQA 2018).

In den USA wird PHM deutlich intensiver diskutiert, aber auch in Deutschland hat sich in diesem Bereich einiges getan. Die Stichworte „Integrierte und sektorenübergreifende bzw. sektorenverbindende Versorgung" haben in den letzten Jahrzehnten dafür an Fahrt aufgenommen.

„Regionale Gesundheitspartnerschaften" als neue Systemgestalter „von unten"

Neben der Ausrichtung auf die Eins-zu-eins-Therapie ist die Kleinteiligkeit der vielen Akteur:innen, ob man nun an die Arzt- oder die therapeutischen Praxen, die Pflegeanbieter, die Apotheken oder die sonstigen Leistungserbringenden denkt, eine zentrale Herausforderung unseres Gesundheitswesens. Niemand vor Ort ist verantwortlich für die Sicherung der Versorgung, niemand ist verantwortlich dafür, auch die eher benachteiligten (und damit oft kränkeren) Bevölkerungsgruppen zu erreichen, niemand ist für die Koordination der Versorgung der komplex und chronisch Erkrankten zuständig, die Bevölkerung fühlt sich da eher alleingelassen und kreidet das dann „der Politik" leicht an. Wobei natürlich bestimmte Verantwortlichkeiten schon bestehen, aber sie sind vor Ort nicht so leicht zu durchschauen und die Träger können oft auch gar nicht so reagieren, wie es eigentlich notwendig wäre.

„Regionale Gesundheitspartnerschaften" können dafür eine Lösung bieten. Zusammengesetzt aus engagierten Akteur:innen des lokalen Gesundheitswesens zusammen mit den kommunalen Gremien und (ganz wichtig) mit einem eigenen Management organisieren sie ein innovatives, digital gestütztes Gesundheits- und Versorgungsmanagement und ermöglichen durch sinnvolle Anreize und Investitionen die gemeinsame Arbeit zugunsten guter Gesundheitsergebnisse für die Bevölkerung ihrer Region. Dies gelingt am besten durch die Integration von Krankenkassen und unter Verwendung der bei diesen vorhandenen Daten zu den Gesundheitsbedarfen der lokalen Bevölkerung. Durch die Einbeziehung verschiedener Professionen im Gesundheitswesen und eine effiziente Arbeitsteilung, ergänzt durch digitale Lösungen, sollte sowohl die Versorgung sichergestellt als auch die Gesundheitskompetenz der Bevölkerung gestärkt und die Prävention der Krankheitsprogression gefördert werden. Dies würde zugleich dazu beitragen, die Kostenentwicklung im Gesundheitswesen zu begrenzen – bis hin zur Übernahme von Budgetverantwortung.

Erfolgreiche Beispiele aus Deutschland und dem Ausland

Solche „Regionale Gesundheitspartnerschaften" gibt es verschiedentlich bereits in Deutschland, so die vom Verfasser dieses Kapitels mitaufgebauten Netzwerke „Gesundes Kinzigtal" in Baden-Württemberg, „Gesundheit für Billstedt-Horn" in Hamburg, „Gesunder Werra-Meißner Kreis" und „Gesunder Schwalm-Eder Kreis" in Nordhessen, „Gesundes Landleben" in Thüringen und gerade in Entwicklung die Organisation „WAT Gesund" in NRW mit einem vernetzten Gesundheitskiosk in Wattenscheid. Aber auch unabhängig von uns haben sich solche Lösungen entwickelt, manchmal schon weiter, manchmal noch in den Anfängen, ob aus Ärztenetzen heraus, wie in Ludwigshafen, in Südbrandenburg, in Schleswig-Holstein oder Bayern, oder von Wohlfahrtsorganisationen und lokalen Vereinen, von kommunalen Stellen aus oder aufgrund der Initiativen starker regionaler Krankenkassen. Und im Ausland finden sich zahlreiche weiteren Beispiele, häufig unter dem Begriff „Accountable Care Organizations" zusammengefasst, mit Piloten in England, Holland, Frankreich, Schweiz,

Spanien und in großem Ausmaß in den USA mit über 600 solcher Verbünde (Schulte et al. 2017, Benstetter et al. 2020, CBO 2024, Zahorka et al. 2024).

Für welche Situationen eignen sich „Regionale Gesundheitspartnerschaften"?

Die Herausforderungen ähneln sich: Die zunehmend ältere Bevölkerung in den ländlichen Regionen und der gleichzeitige Fachkräftemangel aller Berufsgruppen im Gesundheitswesens stellen uns vor schwierige Aufgaben. Wie können wir also die Versorgung der Zukunft bei einer steigenden Krankheitslast sichern? Wie vermeiden wir unnötige Krankheitsentwicklungen durch gute Vorsorge? Wie sichern wir den Nachwuchs und wie sichern wir die Attraktivität der Arbeitsbedingungen?

Der Anstoß kann unterschiedlich sein: Die drohende Schließung eines Krankenhausstandorts ist eigentlich schon fast zu spät für die Entwicklung einer „Regionalen Gesundheitspartnerschaft". Manchmal hilft aber der daraus entstehende Druck und kann dies beschleunigen. Außerdem kann eine solche, sich dann ergebende Transformation auch Personal freistellen für die neuen Aufgaben, kann gebäudemäßige Freiräume schaffen für räumlich sich vernetzende Praxen und Angebote, wie wir es aktuell in verschiedenen Regionen zusammen mit den kommunalen Gremien planen. Besser wäre natürlich eine vorsorgende Entwicklung einer „Regionalen Gesundheitspartnerschaft", wenn „das Kind noch nicht in den Brunnen gefallen ist", so wie es aktuell in einigen Bundesländern versucht wird mit lokalen Gesundheitskonferenzen in Baden-Württemberg und Niedersachsen oder sogenannten „Gesundheitsregionen plus" in Bayern oder mit Ausschreibungen wie aktuell in NRW. Auch wenn einige dieser Initiativen noch eher nur Vorformen darstellen und noch kein wirklich aktionsfähiges Management aufweisen, so können sie doch der Nährboden sein dafür, dass sich daraus dann Konsortialpartnerschaften entwickeln, die auch in Verträgen mit Krankenkassen eine gewisse Kostenverantwortung mit entwickeln.

Wie kann die Finanzierung aussehen?

Themen für „Regionale Gesundheitspartnerschaften" können aber auch die Notarzt- und Rettungsorganisation sein, die Sicherung der Impfversorgung, die freiere Gestaltung der pflegerischen und physio-, ergo- und logotherapeutischen Versorgung (Modellversuche, Direktzugang, Blankoverordnung), die kooperative Versorgung von Geflüchteten, die bessere informationelle Verknüpfung der Partner über zugelassene Messengerdienste oder die bessere kinder- und jugendärztliche und -psychotherapeutische Unterstützung in einer Region. Krankenkassen können teilweise auch über den „Pakt für Prävention" derartige Lösungen mitfinanzieren, ansonsten können sie sich über Selektivverträge mit Qualitätsanreizen und gewissen Formen von Budgetverantwortung dafür einsetzen. Noch sind hier regulatorisch einige Klimmzüge notwendig, zum Glück deuten sich aber Optionen an, die eine Gestaltbarkeit leichter ermöglichen.

Mit dem „Gesetz zur Stärkung der Versorgung in den Kommunen – GVSG" sollten die Gesundheitsregionen und Gesundheitskioske in der Versorgung in der vergangenen Legislatur verankert werden. Leider hat das vorzeitige Ampel-Aus nur eine sehr reduzierte Gesetzesversion zugelassen. Damit wurde eine wesentliche Chance verpasst Gesundheitskioske als Anlauf- und Vermittlungsstelle zu schaffen. Versicherte, die sich nicht auskennen oder keinen anderen Weg finden, hätten hier besser zu primären Unterstützungsangeboten gesteuert werden können, statt in der Notaufnahme zu landen.

Mit einem Vertrag zu einer Gesundheitsregion kann eine Schirmherrschaft und eine Partnerschaft mit Krankenkassen für einen Entwicklungs- und Transformationsprozess für die regionale Versorgung ermöglicht werden. So können z. B. Vergütungen entwickelt werden, die regionale Vernetzungen durch einen Aufschlag auf die Vorhaltevergütung wirtschaftlich belohnen (siehe z. B. die 7. Stellungnahme der Regierungskommission, BMG 2023). Oder es kann Globalbudgets geben, die eine erfolgreiche regionale Gesundheitsförderung auch finanziell belohnen (siehe z. B. die 10. Stellungnahme der Regierungskommission, BMG 2024).

Was heute schon jederzeit mit einzelnen Krankenkassen möglich ist, würde damit dann auch verpflichtend über alle Krankenkassen hinweg arrangiert werden können. Dass eine solche Arbeit erfolgreich möglich ist, dass also lokale Vernetzungen mit einem entsprechenden Investment in Gesundheitsförderung und

Prävention zu geringeren Gesamtkosten der Versorgung und zu einer Verminderung von Krankheitslasten beitragen können, ist inzwischen hinreichend belegt.

Weitergehende Informationen finden Interessierte in dem Artikel „Aufbruch zu Regionalen Gesundheitspartnerschaften" des Autors: https://optimedis.de/aufbruch-zu-regionalen-gesundheitspartnerschaften/

Literatur

Benstetter, F., Lauerer, M., Negele, D., & Schmid, A. (2020). *Prospektive regionale Gesundheitsbudgets: Internationale Erfahrungen und Implikationen für Deutschland*. Stiftung Münch. medhochzwei.

BMG – Bundesgesundheitsministerium, Regierungskommission für moderne und bedarfsgerechte Krankenhausversorgung. (2023/2024). *Empfehlungen der Regierungskommission*. Abgerufen am 2. Dezember 2024, von https://www.bundesgesundheitsministerium.de/themen/krankenhaus/regierungskommission-krankenhausversorgung.html

Congressional Budget Office. (2024). *Medicare Accountable Care Organizations: Past performance and future directions*. Abgerufen von https://www.cbo.gov

National Committee for Quality Assurance (NCQA). (2018). *Population Health Management. Resource Guide*. Washington. Abgerufen am 30. September 2024, von https://www.ncqa.org/programs/health-plans/download-population-health-management-resource-guide/

Schulte, T., Pimperl, A., Hildebrandt, H., & Bohnet-Joschko, S. (2017). USA: Accountable Care Organizations als neue Form der Kooperation mit Verantwortungsübernahme. In A. Brandhorst, H. Hildebrandt, & E. W. Luthe (Hrsg.), *Kooperation und Integration – das unvollendete Projekt des Gesundheitssystems. Gesundheit. Politik – Gesellschaft – Wirtschaft* (S. 489–504). Springer VS. https://doi.org/10.1007/978-3-658-13783-0_29

SVR – Sachverständigenrat zur Begutachtung der Entwicklung im Gesundheitswesen. (2018). *Bedarfsgerechte Steuerung der Gesundheitsversorgung*. https://www.svr-gesundheit.de/gutachten/gutachten-2018/

Zahorka, M., Sturm, H., & Hildebrandt, H. (2024). Frankreichs Gesundheitsreform – Vorbild für regionale, intersektoral-multidisziplinäre Zusammenarbeit? *Führen & wirtschaften im Krankenhaus, 01/2024*, 16–22. Bibliomed Verlag.

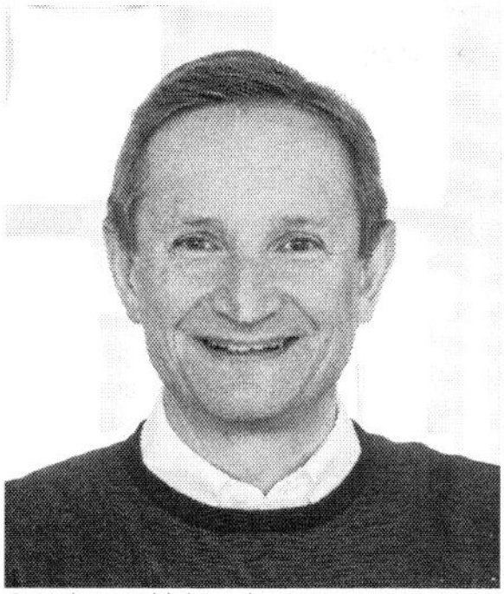

© Helmut Hildebrandt

Dr. rer. medic. Dr. h. c. Helmut Hildebrandt, Vorstandsvorsitzender der von ihm für den Aufbau, die programmatische Entwicklung und das Management regionaler Gesundheitspartnerschaften gegründeten OptiMedis AG. Seine politische Arbeit richtet sich auf die Reformierung der derzeitigen Anreiz- und Vergütungssysteme hin zu einer Verbesserung der gesundheitlichen Outcomes für die Bevölkerung. Er wurde 2022 mit dem Vordenker-Award ausgezeichnet.

Bernhard Borgetto

Pyramiden-Reviews – Evidenz für die Praxis

Die Evidenzbasierte Medizin gerät zunehmend in die Kritik, nicht nur, aber auch, weil die Ergebnisse randomisierter kontrollierter Studien (RCTs) therapeutische Entscheidungen oft nicht alleine oder auch nur primär anleiten können (Craig et al., 2008; Greenhalgh et al., 2014). Systematische Reviews basieren häufig auf traditionellen Evidenzhierarchien und fassen in der Regel nur RCTs zusammen oder stufen sie auf der höchsten Evidenzebene ein. Natürlich gibt es einen Grund, warum RCTs als Goldstandard gelten: dieser Studientyp maximiert die interne Validität. Dies wird in der Regel nicht nur durch die Randomisierung, sondern auch durch Standardisierung und Idealisierung der Intervention und der Studienbedingungen erreicht. Dadurch werden von der realen Versorgung im Gesundheitssystem abweichende experimentelle Bedingungen erzeugt, die die externe Validität von RCTs begrenzt. Je komplexer die untersuchten Interventionen sind, desto größer wird dieses Problem.

Um in einem praxisrelevanten Review sowohl interne als auch externe valide Studienergebnisse zu synthetisieren, ist es notwendig, sowohl beobachtende als auch experimentelle Studien einzubeziehen und separat auszuwerten.

Darüber hinaus reduzieren quantitative Studien komplexe Interaktionen in der therapeutischen Praxis auf einzelne, dekontextualisierte Wirkmechanismen. Die Rekontextualisierung in der komplexen Praxis bleibt in der Regel den Therapierenden überlassen, oft ohne weitere Unterstützung durch adäquate Evidenz. Qualitative Studien sind jedoch prinzipiell geeignet, grundlegende Annahmen über komplexe Interventionen zu untersuchen und effektive Komponenten von Interventionen zu identifizieren, Interventionen an Patient:innengruppen anzupassen und Untergruppen zu identifizieren, in denen die Behandlung wahrscheinlich erfolgreich sein wird (Campbell et al., 2000). Trotzdem werden qualitative Studien in systematischen Reviews selten berücksichtigt. Jedoch könnte die Einbeziehung qualitativer Studien in systematische Reviews helfen, Diskrepanzen zwischen den Ergebnissen quantitativer experimenteller und beobachtender Studien zu erklären.

Um diese beiden Probleme, mangelnde Übertragbarkeit und geringe Komplexität, zu überwinden, wurde ein Reviewansatz entwickelt, der über bisherige Mixed-Method-Reviewansätze hinausgeht.

Grundlagen eines Pyramiden-Reviews

Pyramiden-Reviews (Borgetto, Tomlin, Max et al., 2022) unterscheiden zwischen experimentellen und beobachtenden sowie quantitativen und qualitativen Forschungsansätzen. Dementsprechend werden quantitativ-experimentelle, quantitativ-beobachtende, qualitativ-experimentelle und qualitativ-beobachtende Teilreviews durchgeführt – soweit entsprechende Studien eingeschlossen werden können. Abschließend werden die Ergebnisse der Teilreviews abgeglichen und gegenübergestellt. Auf dieser Grundlage können Aussagen über die Wirksamkeit einer Intervention unter idealen Bedingungen sowie über die Effektivität unter Alltagsbedingungen gemacht und mögliche Widersprüche analysiert werden. Außerdem ermöglicht die Einbeziehung qualitativer Studien eine komplexere, individuellere und aussagekräftigere Analyse der Effekte und potenziell bessere Erklärungen für statistische Varianz und Widersprüche.

Ein Pyramiden-Review bietet so eine Grundlage für die Synthese von Studienergebnissen aus unterschiedlichen Forschungsansätzen zur Beantwortung klinischer Fragen, die für alltägliche Entscheidungen im Gesundheitswesen von Bedeutung sind und auf einem vollständigeren Bild der verfügbaren Evidenz basieren. Ein instruktives und aktuelles Beispiel ist der Pyramiden-Review von Stangenberg-Gliss et al. (2024).

Der Review-Prozess

Ein Pyramiden-Review basiert auf den üblichen Schritten für systematische Übersichten (Page et al., 2021). Die folgenden Schritte basieren auf der Forschungspyramide (vgl. Abb. 1) und sind spezifisch für einen Pyramiden-Review:

A) Zuordnung der Einzelstudien und Reviews zum entsprechenden Forschungsansatz
B) Vorläufige Bewertung der Evidenzklasse (EK)

C) Kritische Bewertung der Durchführungsqualität (DQ) und ggf. Anpassung der EK
D) Kritische Bewertung der Ergebnisqualität (EQ) und ggf. weitere Anpassung der EK
E) Gruppierung der einzelnen Studien nach Forschungsansatz und Durchführung von Teil-Reviews
F) Kritische Synthese und Beurteilung der Gesamtlage der Evidenz

Die Schritte B-E werden nach unterschiedlichen Verfahren für quantitative und qualitative Studien durchgeführt. Für die Schritte A-B bei Einzelstudien wurde über mehrere Jahre eine Arbeitshilfe entwickelt (Borgetto, Tomlin & Pfingsten, 2022), weitere sind in der Entwicklung. Je nach methodischer Strenge von Studien und Reviews werden fünf Evidenzklassen unterschieden (vgl. Abb. 2).

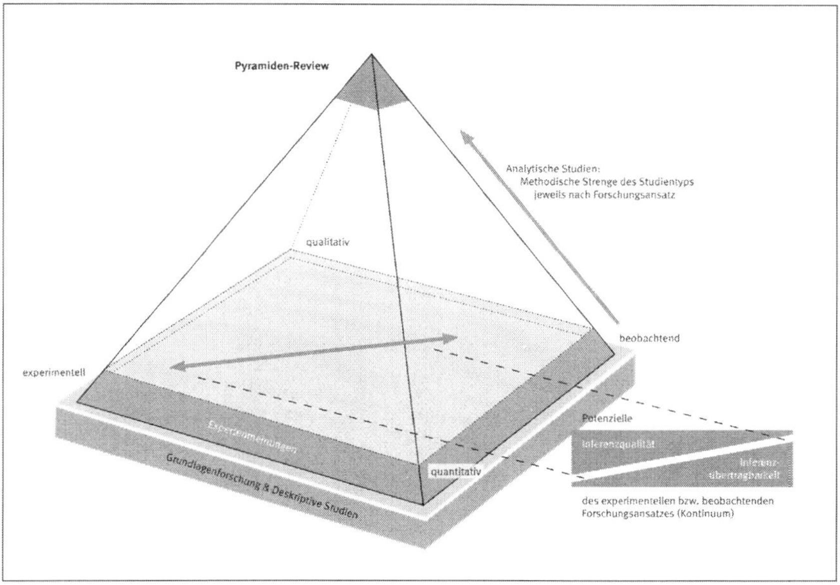

Abb. 1: Forschungspyramide (eigene Abbildung)

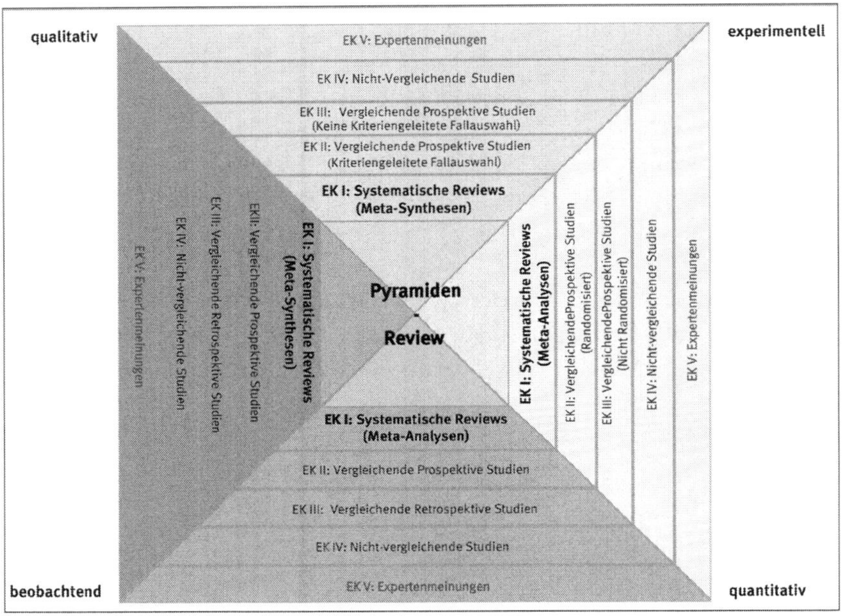

Abb. 2: Evidenzklassen innerhalb der Forschungspyramide
(eigene Abbildung)

Schritt A

Die Leitfrage zur Entscheidung, ob eine Studie oder ein Review experimentell (Antwort: ja) oder beobachtend (Antwort: nein) ist, lautet: Ist durch die Gestaltung der Studiensituation(en) (insb. der Intervention) eine eher künstliche Versorgungsituation entstanden, die von der Routineversorgung deutlich abweicht und die Übertragbarkeit der Studienergebnisse auf den Versorgungsalltag beschränkt? Wenn die Frage nicht ohne Weiteres beantwortet werden kann, werden in der Arbeitshilfe weitere detaillierte Fragen bereitgestellt.

Um zu unterscheiden, ob eine Studie oder ein Review dem qualitativen oder quantitativen Forschungsansatz zuzuordnen ist, liegt der Fokus auf den Daten. Der quantitative Forschungsansatz nutzt direkt numerisch erhobene und analysierte Daten (nominal, ordinal, metrisch), während der qualitative Ansatz auf z. B. verbalen Interviewdaten, Audio-, Videoaufnahmen, Bildern usw. basiert.

Bei Mixed-Method-Studien bzw. -Reviews müssen die Teilstudien/-Reviews getrennt zugeordnet und bewertet werden.

Schritt B

Die vorläufige Bewertung der EK von Einzelstudien basiert auf den methodischen Kriterien des systematischen Vergleichs, der Chronologie und der Fallauswahl. Das Kriterium des systematischen Vergleichs ist das wichtigste Kriterium der methodischen Strenge und konstitutiv für alle vier Forschungsansätze. Wenn die DQ einer Studie gut ist, sollte die Aussagekraft vergleichender Studien immer höher bewertet werden als die nicht vergleichender Studien. Dies gilt nicht automatisch für Vergleichsstudien alternativer Behandlungsoptionen hinsichtlich ihrer Überlegenheit oder Unterlegenheit – sogenannte CER-Studien (comparative effectiveness research) (Sox et al., 2010). Enthalten diese nicht auch mindestens eine Vergleichsgruppe mit Patient:innen, die keine Intervention oder ein Placebo erhalten, so sollten sie wie individuelle Single-Arm-Studien behandelt und bewertet werden. Nach einem Schlaganfall könnte es beispielsweise sein, dass die verglichenen Interventionen alle keinen Nutzen haben oder sogar schaden, obwohl sich der Gesundheitszustand nach der Intervention verbessert, da die Plastizität im Gehirn auch ohne Therapie eine Rückgewinnung von Funktionen und Aktivitäten ermöglicht und die Progression der Krankheit durch die Intervention verlangsamt werden konnte. Sind die Wirkungen mindestens einer der verglichenen Interventionen jedoch bereits gut belegt, können auch CER-Studien als kausal vergleichend angesehen werden.

Das Kriterium der Chronologie ist das zweite zentrale Kriterium der Forschungspyramide: unter sonst gleichen Bedingungen ist (Re-)Konstruktion der zeitlichen Entwicklung von Gesundheitszuständen durch prospektive Studien als robuster zu bewerten als retrospektive Studien.

Das Kriterium der Fallauswahl wird nur bei experimenteller Forschung angewendet. Es bezieht sich bei quantitativ-experimentellen Studien auf die Zuweisung der Studienteilnehmenden zur Interventionsgruppe und zur Vergleichsgruppe durch Randomisierung. Eine Randomisierung kann auch für qualitative-experimentelle Vergleichsgruppen verwendet werden, insbesondere wenn diese mit quantitativ-experimentellen Teilstudien kombiniert sind. Es gibt jedoch auch andere spezifische Methoden der bewussten Fallauswahl für die Gesamtstichprobe in der qualitativen Forschungsmethodik, die einen hohen Erkenntnisgewinn durch Vergleiche ermöglichen können, wie z. B. die Auswahl von z. B. extremen, typischen, abweichenden und/oder kritischen Fällen (Schreier, 2010). Das Kriterium gilt für qualitative-experimentelle Studien vor allem als erfüllt, wenn ein solches Verfahren angewendet wurde.

Je nach Ergebnis werden die Einzelstudien vorläufig den EK II-IV auf der Forschungspyramide zugeordnet. Systematische Reviews quantitativer und qualitativer Studien bekommen automatisch die vorläufige EK I (vgl. Abb. 2).

Schritt C

Offenbart die kritische Bewertung der DQ einer Studie oder eines Reviews erhebliche Mängel, kann die Studie um bis zu zwei EK herabgestuft werden. Die Bewertung der DQ quantitativer Studien lehnt sich an die Empfehlungen der GRADE-Arbeitsgruppe und erweitert diese (Pfingsten, 2016). Zur Beurteilung der Durchführungsqualität von qualitativen Studien wird der sehr umfassende und gleichzeitig auf qualitative Evaluationsstudien, d. h. auf analytische qualitative Studien fokussierte Ansatz von Spencer et al. (2003) „Quality in Qualitative Evaluation: A framework for assessing research evidence“ empfohlen.

Schritt D

Den Ergebnissen der kritischen Bewertung der EQ entsprechend kann eine Studie um bis zu zwei EK aufgewertet werden. Die Kriterien zur Aufwertung quantitativer Studien basieren ebenfalls auf den Überlegungen der GRADE-Arbeitsgruppe (Guyatt et al., 2011).

Die EQ qualitativer Studien baut auf die hierarchische Typologie der Ergebnisse qualitativer Wirkungsforschung von Kearney (2001) auf. Qualitative Studien, die die Kriterien von Typ 4 oder 5 erfüllen, können aufgrund aussagekräftiger Ergebnisse aufgewertet werden. Typ 4 zeigt, wie sich Erfahrungen in Abhängigkeit der Individualität einzelner Personen und deren Kontext unterscheiden. Typ 5-Ergebnisse sind umfassend und detailliert und erläutern komplexe Einflüsse auf die Teilnehmer:innen einer Studie, einschließlich der Auswirkungen einer Intervention. Typ 5 stellt die höchste Stufe der Komplexität qualitativer Ergebnisse durch eine dichte erklärende Beschreibung der ausgewählten Phänomene dar; es werden komplexe Einflüsse erkennbar, die das Fühlen, Denken und Handeln der Teilnehmer:innen einer Studie, z. B. im Hinblick auf die Wirkungen einer Intervention, beeinflussen.

Schritt E

Im Anschluss an die Bewertung der einzelnen Studien werden für jeden der vier Forschungsansätze Teilreviews durchgeführt. Die jeweilige Evidenz wird nach spezifischen Methoden synthetisiert, d. h. wenn möglich eine Meta-Analyse von quantitativen Daten oder eine Meta-Synthese von qualitativen Daten.

Eine Meta-Analyse wird für die Ergebnisse von Studien durchgeführt, die klinisch und methodisch ähnlich genug sind (homogene Studien). Ist eine Meta-Analyse nicht sinnvoll, werden die Ergebnisse narrativ zusammengefasst. Die klinische Relevanz der Ergebnisse sollte trotz kontroverser Diskussionen zu deren Berechnung anhand der minimalen klinisch bedeutsamen Differenz (MCID – minimal clinical important difference) beurteilt werden.

Die Synthese qualitativer Evidenz kann an die drei Synthese-Schritte des meta-aggregativen Ansatz angelehnt werden (Lockwood et al., 2015): erstens die Extraktion von Ergebnissen aus den Primärstudien, zweitens deren weitere Kategorisierung und drittens die Synthese der Ergebnisse in umfassenden Sets. Ein Vorteil der Meta-Aggregation ist, dass diese nicht auf die bloße Generierung theoretischer Konstrukte und auf bestimmte qualitative Methodologien beschränkt ist.

Die Kategorien und Konzepte, anhand derer die qualitativen Ergebnisse gemessen werden und die in der Synthese qualitativer Ergebnisse entstehen, werden abgeglichen und auf Entsprechungen hin geprüft.

Schritt F

Der letzte Schritt ist die kritische Synthese der Gesamtevidenz aus den Teilreviews. Sie erfolgt im Wesentlichen durch den systematischen Vergleich der Interventionen, der Ergebnisse entsprechend der verwendeten Kategorien und Konzepte und der verwendeten Forschungsansätze in Relation zu den EK der eingeschlossenen Studien.

Schlussfolgerungen

Die beste Gesamtlage der externen Evidenz im Hinblick auf eine bestimmte Intervention – und damit die bestmögliche Evidenz für Wissenschaft und Praxis – ist dann gegeben, wenn aus allen vier Forschungsansätzen Studien oder systematische Übersichten mit hoher Aussagekraft vorliegen, die die Wirksamkeit und Effektivität adäquat beschriebener Interventionen bestätigen, eine komplexe Perspektive auf die theoretischen Zusammenhänge und Wirkmechanismen ermöglichen und dem höchsten aktuellen Standard der Methodik der jeweiligen Forschungsansätze entsprechen – sowohl in Bezug auf die Angemessenheit der Studientypen oder -designs als auch in Bezug auf die Qualität der Durchführung und der Ergebnisse (Munafò & Davey Smith, 2018).

Die Erkenntnisse, die durch eine so methodisch geschärfte Rezeption und forschungsmethodische Triangulation von wissenschaftlicher Literatur auf der Grundlage der Forschungspyramide für die klinische Praxis, Lehre und Forschung gewonnen werden können, dürften dementsprechend die derzeit aussagekräftigsten sein.

Rezeptartige Schlussfolgerungen, die in der klinischen Praxis unmittelbar und ohne weiteres kritisches und wissenschaftsbasiertes Reasoning umgesetzt werden können, sind aber auch auf der Grundlage eines Pyramiden-Reviews nicht möglich. Dies kann auch nicht das Ziel sein, da nur externe Evidenz zusammengeführt wird. Auf individuelle Patient:innen zugeschnittene und mit ihnen gemeinsam zu treffende Entscheidungen lassen sich in der Gesundheitsversorgung wohl nie direkt aus Studienergebnissen ableiten.

Einerseits kann die Wissenschaft aus Gründen begrenzter Ressourcen niemals lückenlos alle möglichen (neuen und alten) therapeutischen Interventionen in allen Varianten und Kontexten und aus allen forschungsmethodischen Perspektiven untersuchen und deren Wirkungen zweifelsfrei belegen und dabei noch mit dem therapeutischen Fortschritt Schritt halten. Die externen Evidenzen und wissenschaftlichen Untersuchungen werden immer Lücken und teils Gräben aufweisen, die es notwendig machen, dass praktisch tätige Therapeut:innen die beste verfügbare externe Evidenz heranziehen und auf dieser Grundlage versuchen, die Lücken und Gräben zum konkreten Fall und den notwendigen Entscheidungen wissenschaftsbasiert zu überbrücken. Allerdings können die Ergebnisse eines Pyramiden-Reviews auch deutlich machen, welche

Forschungsansätze in Bezug auf eine bestimmte klinische Fragestellung möglicherweise über- und welche unterrepräsentiert sind und damit zukünftige Schwerpunktsetzungen nahelegen.

Andererseits sind nicht nur externe Evidenzen von Bedeutung, sondern auch die der Therapeut:innen und der Patient:innen sowie die internen Evidenzen. So lange die Interaktion zwischen klinischen Praktiker:innen (und ggf. auch einem Behandlungsteam) und Patient:innen (und ggf. auch deren sozialem Umfeld) Teil der Therapie ist, dürfen klinische Entscheidungen nicht nur auf externer Evidenz beruhen, sondern müssen ebenso personale und interne Evidenz miteinbeziehen.

Die in einem Pyramiden-Review zusammengefasste externe Evidenz kann hierbei nur eine Unterstützung bieten, indem sie klinische Praktiker:innen über die wissenschaftlichen Erkenntnisse informiert. Professionelle Gesundheitsversorgung in einem modernen Gesundheitssystem besteht in ihrer Grundform unabdingbar aus der Überbrückung der bestehenden Kluft zwischen wissenschaftlichen Erkenntnissen, dem individuellen Behandlungsfall und seinem Kontext (Borgetto, 2017).

Literatur

Borgetto, B. (2017). Das transtheoretische Professionalisierungsmodell (TraP). In S. Dangendorf & T. Sander (Hrsg.), *Akademisierung der Pflege: Berufliche Identitäten und Professionalisierungspotenziale im Vergleich zu Sozialer Arbeit und Frühpädagogik* (1. Aufl., S. 144–207). Beltz Juventa.

Borgetto, B., Tomlin, G. S., Max, S., Brinkmann, M., Spitzer, L., & Pfingsten, A. (2022). Evidenz in der Gesundheitsversorgung: Theorie, Methoden und praktische Umsetzung. In R. Haring (Hrsg.), *Springer Reference Pflege – Therapie – Gesundheit. Gesundheitswissenschaften* (2. Aufl., S. 1–18). Springer. https://doi.org/10.1007/978-3-662-54179-1_58-2

Borgetto, B., Tomlin, G., & Pfingsten, A. (2022). Die Forschungspyramide – Update 2021/2022: Orientierende Pyramiden-Reviews und Arbeitshilfen. *ergoscience, 17*(1), 28–33. https://doi.org/10.2443/skv-s-2022-54020220104

Campbell, M., Fitzpatrick, R., Haines, A., Kinmonth, A. L., Sandercock, P., Spiegelhalter, D., & Tyrer, P. (2000). Framework for design and evaluation of complex interventions to improve health. *BMJ, 321*(7262), 694–696. https://doi.org/10.1136/bmj.321.7262.694

Craig, P., Dieppe, P., Macintyre, S., Michie, S., Nazareth, I., & Petticrew, M. (2008). Developing and evaluating complex interventions: The new Medical Research Council guidance. *BMJ (Clinical research ed.), 337*, a1655.

Greenhalgh, T., Howick, J., & Maskrey, N. (2014). Evidence based medicine: A movement in crisis? *BMJ (Clinical research ed.), 348*, g3725. https://doi.org/10.1136/bmj.g3725

Guyatt, G. H., Oxman, A. D., Sultan, S., Glasziou, P., Akl, E. A., Alonso-Coello, P., Atkins, D., Kunz, R., Brozek, J., Montori, V., Jaeschke, R., Rind, D., Dahm, P., Meerpohl, J., Vist, G., Berliner, E., Norris, S., Falck-Ytter, Y., Murad, M. H., & Schünemann, H. J. (2011). GRADE guidelines: 9. Rating up the quality of evidence. *Journal of Clinical Epidemiology, 64*(12), 1311–1316. https://doi.org/10.1016/j.jclinepi.2011.06.004

Kearney, M. H. (2001). Levels and applications of qualitative research evidence. *Research in Nursing & Health, 24*(2), 145–153.

Lockwood, C., Munn, Z., & Porritt, K. (2015). Qualitative research synthesis: Methodological guidance for systematic reviewers utilizing meta-aggregation. *International Journal of Evidence-Based Healthcare, 13*(3), 179–187. https://doi.org/10.1097/XEB.0000000000000062

Munafò, M. R., & Davey Smith, G. (2018). Robust research needs many lines of evidence. *Nature, 553*(7689), 399–401. https://doi.org/10.1038/d41586-018-01023-3

Page, M. J., McKenzie, J. E., Bossuyt, P. M., Boutron, I., Hoffmann, T. C., Mulrow, C. D., Shamseer, L., Tetzlaff, J. M., Akl, E. A., Brennan, S. E., Chou, R., Glanville, J., Grimshaw, J. M., Hróbjartsson, A., Lalu, M. M., Li, T., Loder, E. W., Mayo-Wilson, E., McDonald, S., . . . Moher, D. (2021). The PRISMA 2020 statement: An updated guideline for reporting systematic reviews. *BMJ (Clinical research ed.), 372*, n71. https://doi.org/10.1136/bmj.n71

Pfingsten, A. (2016). *Physiotherapie bei Rheumatoider Arthritis* [Dissertation, Philosophische Fakultät II; Martin-Luther-Universität Halle-Wittenberg, Martin-Luther-Universität Halle-Wittenberg]. GBV Gemeinsamer Bibliotheksverbund. http://d-nb.info/1090786662/34

Schreier, M. (2010). Fallauswahl. In G. Mey & K. Mruck (Hrsg.), *Handbuch Qualitative Forschung in der Psychologie* (S. 238–251). VS Verlag für Sozialwissenschaften / Springer Fachmedien Wiesbaden GmbH Wiesbaden.

Sox, H. C., Helfand, M., Grimshaw, J., Dickersin, K., Tovey, D., Knottnerus, J. A., & Tugwell, P. (2010). Comparative effectiveness research: Challenges for medical journals. *Journal of Clinical Epidemiology, 63*(8), 862–864. https://doi.org/10.1016/j.jclinepi.2010.03.001

Spencer, L., Ritchie, J., Lewis, J., & Dillon, L. (2003). *Quality in qualitative evaluation: A framework for assessing research evidence.* UK Government Social Research Profession and Cabinet Office. https://www.gov.uk/government/publications/government-social-research-framework-for-assessing-research-evidence

Stangenberg-Gliss, K., Kopkow, C., & Borgetto, B. (2025). Synchronous home-based telerehabilitation of the upper extremity following stroke – a pyramid review. *Healthcare, 13*(1), 90. https://doi.org/10.3390/healthcare13010090

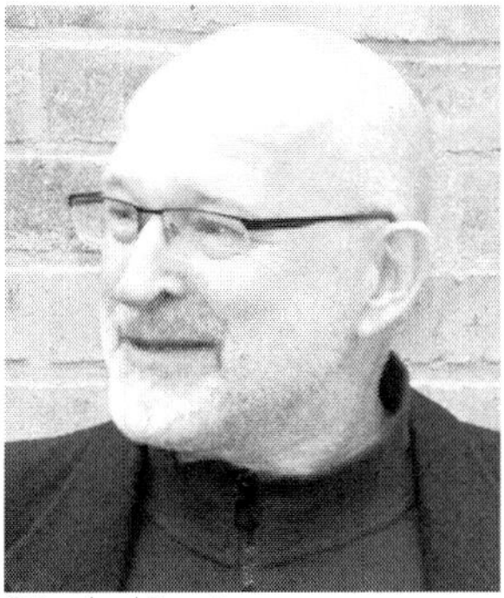

Bernhard Borgetto, Prof. Dr., Soziologe und Gesundheitswissenschaftler, Professor an der Fakultät Soziale Arbeit und Gesundheit der HAWK Hildesheim, Vorsitzender des Hochschulverbunds Gesundheitsfachberufe (HVG) und Sprecher des BÜNDNIS Therapieberufe an die Hochschulen. https://www.researchgate.net/profile/B-Borgetto

Nadia El-Seoud & Claudia Czernik

Love it, leave it or change it – Ein Weg basierend auf Veränderung, Mut und Offenheit

Vorbemerkung

Wir haben uns entschieden, unseren Beitrag eher persönlich zu halten. Da aber das Persönliche auch politisch ist (Hannah Arendt), hat beides hier perfekt einen Platz. Und es soll vor allem um Mut gehen, Mut sich einzubringen, Mut den Mund aufzumachen, aber auch den Mut loszulassen.

Ein Blick zurück

Was uns mit Heidi verbindet, ist unsere Qualifikation als Physiotherapeutinnen, die sich auf einem weiteren Bildungsweg ihren persönlichen Fragen an das System stellen. Gestartet beim Individuum, gelandet bei der Community, denken wir Gesundheit weiter. Als Public Healtherinnen verlieren wir aber nie den Bezug zur Ursprungsprofession. Und auch nicht die Lust auf Veranstaltungen zu gehen, Texte zu schreiben und sich einzubringen.

Dass Heidi sich einbringt, sieht man nicht zuletzt an den Themen ihrer Veröffentlichungen. Dabei zeigt sich ein roter Faden, der die gesamtgesellschaftliche Verantwortung betont, die kennzeichnend für Heidis persönliche Haltung ist und sich auch in ihrer beruflichen Rolle als Professorin Dr. Heidi Höppner widerspiegelt.

Wir erleben Heidi im Kampf um „Akademisierung der Gesundheitsfachberufe: Deutschland, quo vadis?" (2023) und Resümee ziehend „Schon viel erreicht. Zehn Jahre Erfahrung mit der Primärqualifikation Physio-/Ergotherapie an Hochschulen" (2022a). Sie ist Nachwuchsförderin und hat dabei von Beginn an Kinder und ihre Familien im Blick mit „Con vos puedo. Mit dir kann ich. Ein Bericht über die Los Pipitos, eine Gruppe Eltern behinderter Kinder in Nicaragua, und meine persönlichen Erfahrungen, als Krankengymnastin dort zu arbeiten" (1992). Genauso setzt sie sich für den therapeutischen Nachwuchs ein und fördert „Promotion in den Therapiewissenschaften" (2016; 2017), sie ist vorne mit dabei, wenn es heißt, „Promotionen anregen, begleiten und begutachten“ (2021). Sie mischt sich ein, wenn sie Missstände erlebt und hat den Mut Veränderungen zu initiierten, „Den Wandel mitgestalten. Zukunftsorientierung: Prävention und Gesundheitsförderung. Bedarf, Ansätze und Chance für eine qualifizierte Physiotherapie“ (2007), auch dann, wenn andere noch nicht daran denken. Auch wenn es so scheint, muss es mehr sein als ein „Blick in die Glaskugel“ (2021), der ihr Entwicklungspotenziale der Therapieberufe zeigt. Obwohl wir Heidi als zukunftsgerichtet beschreiben würden, sieht sie als Kritische Denkerin auch die Wichtigkeit, gerne mal einen Blick zurückzuwerfen „Kritische Physiotherapie: eine Zehn-Jahres-Retrospektive“ (2023) und „Wir feiern! 10 Jahre Primärqualifikation Physio-Ergotherapie an der ASH Berlin“ (2022b).

Wir erleben Sie als Gesundheitsförderin „Wie geht es Ihnen eigentlich … selbst? Erkenntnisse zu Arbeitszufriedenheit und beruflicher Belastung von Physiotherapeutinnen“ (2020). Sie erkennt versteckte „Potenziale der Physiotherapie“ (2020) und denkt „Physiotherapie in der Gesundheitsversorgung in Deutschland heute und morgen – zwischen Prekarisierung und Wachstum“ (2021). Dabei ist sie beharrlich, wenn es heißt „Physio-, Ergotherapie und Logopädie in Public Health“ (2022). Auf dieses Kernthema Heidis – und für uns so verbindendes Element – möchten wir näher eingehen.

Systemisch denken – Systeme verändern

Ein besonderes Merkmal, das Heidi auszeichnet, ist die systemische Perspektive – hinter die Einzelfälle zu schauen und das Verbindende zu erkennen. Dabei hinterfragt sie nicht nur das (Gesundheits-)System, sondern greift Missstände aktiv auf, stellt sich ihnen entgegen. Wie z. B. bei der wissenschaftlichen Auswertung und Publikation der „Brandbriefe“ von Therapeuten am Limit. Dabei traut sie der Physiotherapie so viel mehr zu, als „nur“ Physiotherapie zu sein. Eine auf veraltete Grundlagen und Sichtweisen tradierte Physiotherapie hat sie längst abgeschrieben. Sie erkundet Wege abseits der ausgetretenen Behandlungspfade, baut beispielsweise Kooperationen mit der organisierten Selbsthilfe auf. Oder warum nicht Physiotherapie in Public Health integrieren, oder andersherum, Public Health in Physiotherapie. Wir erleben Heidi als Motor für Veränderung. Veränderung initiieren, Veränderung vorantreiben, ihr Flügel geben. Heidi, die nicht aufgibt und hartnäckig bleibt, wenn sie einen Sinn dahinter sieht. „Man muss das Unmögliche versuchen, um das Mögliche zu erreichen." – diesen Spruch von Hermann Hesse liest man auf einer Postkarte in ihrem Büro. Sie traute der Physiotherapie mehr zu, vertraute ihr, vertraute auf das, was da kommen mag. Und der Funke des Vertrauens scheint bisher nicht erloschen. Das Vertrauen darauf, dass Physiotherapie gesamtgesellschaftliche Verantwortung übernehmen kann und sie dies eines Tages (noch mehr) tun wird, behält sie bei. Und sie tut alles ihr in der Macht stehende, um diese Verantwortungsübernahme zu befördern, wie sich beispielsweise an ihren Veröffentlichungen zeigt.

Vertrauen in eine Physiotherapie in Public Health, was bedeutet das eigentlich? Es meint, systemisch denken, es meint die Bevölkerung mitzudenken, es meint Physiotherapie inklusiv zu denken und Sichtweisen zu verändern, hin zu Bevölkerungsgruppen. Es meint Physiotherapie an den Orten anzubieten, in denen Menschen ihren Alltag bestreiten. Auch wenn es zum Teil noch Vision für die Physiotherapie in Deutschland ist: Es meint gesundheitsförderliche Lebenswelten mit zu gestalten – auch als Physiotherapeut:in.

Nicht selten leitet Heidi mit Janoschs Kinderbuch „Ich mache dich gesund sagt der Bär" in die Konstruktion von Gesundheit und die vielfältigen Rollen im Gesundheitswesen ein. Sie geht auf soziale Ordnungen und tradierte Strukturen ein und integriert die systemische Perspektive mit der traditionellen Individuen zentrierten Sicht der Physiotherapie, wie sie dies z. B. im Modell Inklusive Therapie vorschlägt (Höppner, 2020). Das Ziel ist dabei u. a. die Entwicklung der Gesundheitsfachberufe, insbesondere aber die der Physiotherapie zu unterstützen und die bedarfsorientierte Gestaltung des Gesundheitswesens. Höppner und Zoege (2019) sehen die Gesundheitsfachberufe und die Gesundheitswis-

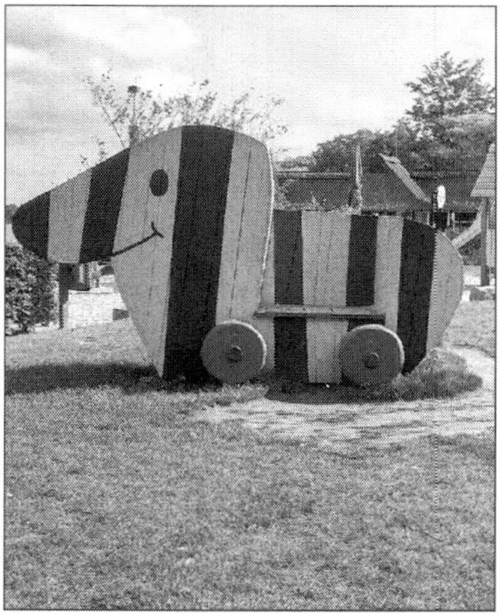

Abb. 1: Tigerente auf Spielplatz (Quelle: eigene Fotografie)

senschaften (auch: Public Health) daran beteiligt, Gesundheit zu produzieren. Mit ihrer „(...) moderierenden und sozial bedeutenden Funktion“ am Verknüpfungspunkt Patient:in und Lebenswelt sind die Gesundheitsberufe eine wesentliche Public Health Ressource (Höppner und Zoege 2019). Diese gilt es durch erweiterte Zugangswege, die sich außerhalb der klassischen ambulanten oder stationären Versorgungssettings finden, in Deutschland noch auszubauen. Eine besondere Rolle als Promoter:innen und Change Agents könnten dabei die „Doppelqualfizierten“ spielen: Gesundheitsfachberufler:innen mit einem Public Health Abschluss. Erstmals untersuchte Heidi Höppner (gemeinsam mit Heidi Panhorst, Nikola Schwersensky und Claudia Czernik) deren Karriereverläufe. Das Ergebnis der Studie: Die Gesundheitsfachberufler:innen bieten mit ihrer praktischen Erfahrung in Gesundheitseinrichtungen und ihrer Patient:innenzentrierung ein großes Potenzial für die Bevölkerungsgesundheit. Allerdings wird dieses noch nicht systematisch vom Arbeitsmarkt abgerufen. Die Karriereverläufe und die Verstoffwechslung der Doppelqualifikation bleiben sehr individuell.

Professionell und menschlich zugleich

Verantwortungsübernahme heißt also, den Mut zu haben, zu Veränderung und Vertrauen zu haben in eine Neuorientierung. Es bedeutet auch, eigene Privilegien zu nutzen, um sich für andere einzusetzen. So hat Heidi ihre Rolle als Professorin gelebt, zutiefst menschlich „Wie gehts dir?“, „Ich habe an dich gedacht!“, „Ist das was für dich?“, verlässlich und immer mit einer gewissen Portion Vertrauensvorschuss zur Veränderung der Physiotherapie und Stärkung eines gesamtgesellschaftlichen Zusammenhalts. Auf ihrem Weg schwamm sie oft gegen den Strom, gegen den Mainstream – nicht dagegen angehend, sondern weiter in „ihre“ Richtung, mit dem Blick durch die systemische Brille. Nicht Zahlen verliebt, sondern inhaltlich gehaltvoll und analytisch. Damit ist sie nicht immer den bequemen Weg gegangen und blieb doch engagiert und beharrlich dabei. Damit nimmt Heidi eine Vorbildrolle für viele ein. So auch für uns. Die Veränderungen, die von Heidi angestoßen wurden, werden sicher auch zukünftig zu weiteren Veränderungen führen.

Kein Ende ohne Anfang

Wenn man als Architekt:in kurz vor dem Ruhestand stolz die eigenen Bauwerke bewundert, als Wissenschaftler:in die Veröffentlichungen zählt oder als Politiker:in die Stammtischplätze, dann wäre unser Vorschlag für Heidi zu zählen: die Menschen, die sie bewegt hat, die Hirnwindungen, die in Gang gekommen sind, die Verbindungen, die entstanden sind, die Ideen die transportiert wurden, die Projekte, die angestoßen wurden, die Buchstaben im Änderungsmodus in Worddokumenten, die Dinge, die unmöglich schienen, dann doch möglich gemacht wurden, die gehäkelten Kilometer, die ausgesprochenen Einladungen, die besuchten Veranstaltungen und die Ecken, um die gedacht wurde. Obwohl zählen ja längst nicht alles ist, wie wir als qualitativ Forschende wissen.

Sehr sicher sind wir uns, dass Heidi nicht untätig bleiben wird. Und sehr gespannt sind wir, welche neuen Projekte es sein werden – ob ein Louise Zietz Denkmal, ein Wollladen, eine Eierlikördestillerie oder ein Lesesalon.

Literatur

Appelt, F., Buhlmann, L., Dyballa, L., Ehrig, F., Gubernus, N., Rahn, L., Rittinghaus, A., Staufenbiel, F., & Höppner, H. (2021). Blick in die Glaskugel. Zukunft der Therapieberufe. *ergopraxis, 11/12*(19), 8–11.

Borde, T., Gahleitner, S. B., Hartmann, J., & Höppner, H. (2021). Promotionen anregen, begleiten und begutachten. In B. Völter, A. Bessler, S.-B. Gahleitner, G. Piechotta-Henze, & A. Voss (Hrsg.), *#systemrelevant. 50 Jahre angewandte SAGE-Wissenschaften an der Alice Salomon Hochschule Berlin* (S. 73–76). Schriftenreihe Soziale Arbeit SPEZIAL. DZI Eigenverlag.

Borgetto, B., & Höppner, H. (2007). Den Wandel mitgestalten. Zukunftsorientierung: Prävention und Gesundheitsförderung. Bedarf, Ansätze und Chancen für eine qualifizierte Physiotherapie. *Zeitschrift für Physiotherapeuten, 59*(7), 666–677.

Czernik, C., & Höppner, H. (2020). Wie geht es Ihnen eigentlich … selbst? Erkenntnisse zu Arbeitszufriedenheit und beruflicher Belastung von Physiotherapeutinnen – Teil 1. *pt_Zeitschrift für Physiotherapeuten, 72*(7), 12–15.

Czernik, C., & Höppner, H. (2023). Transforming Therapy – Transforming Public Health – Forschung zur Doppelqualifikation von Therapeut*innen mit Master of Public Health. Eine Mixed-Method-Studie. *Physioscience.* https://doi.org/10.1055/a-1928-6604

Gerber-Grote, A., Bucher, T., & Höppner, H. (2023). Akademisierung der Gesundheitsfachberufe: Deutschland, quo vadis? *Die Neue Hochschule, 7*(2), 14–17. HLB.

Höppner, H. (2022). Physio-, Ergotherapie und Logopädie in Public Health. In F. W. Schwartz, U. Walter, J. Siegrist, P. Kolip, R. Leidl, R. Busse, V. Amelung, & M. L. Dierks (Hrsg.), *Public Health. Gesundheit und Gesundheitswesen* (4. Aufl., S. 608–613). Elsevier Verlag.

Höppner, H., & Kraus, E. (2022a). Schon viel erreicht. Zehn Jahre Erfahrung mit der Primärqualifikation Physio-/Ergotherapie an Hochschulen. *Dr. med. Mabuse, Nr. 255*, 8–19.

Höppner, H., & Kraus, E. (2022b). Wir feiern! 10 Jahre Primärqualifikation Physio-Ergotherapie an der ASH Berlin. *Alice Magazin, Nr. 42*, 105.

Höppner, H. (2021). Physiotherapie in der Gesundheitsversorgung in Deutschland heute und morgen – zwischen Prekarisierung und Wachstum. In R. Kühne, J. Graalmann, & F. Knieps (Hrsg.), *Die Zukunft der Gesundheits(fach)berufe. Mehr Kompetenzen – mehr Verantwortung* (S. 111–126). Medizinische Wissenschaftliche Verlagsgesellschaft.

Höppner, H. (2020). Kompetenz und Performanz der Physiotherapie vor dem Hintergrund einer inklusiven Therapie. In H. Höppner, P. Kühnast, & C. Winkelmann (Hrsg.), *Potenziale der Physiotherapie erkennen und nutzen. Von der Kompetenz zur Performanz in der Gesundheitsversorgung* (S. 81–92). medhochzwei Verlag.

Höppner, H., Kühnast, P., & Winkelmann, C. (Hrsg.). (2020). *Potenziale der Physiotherapie erkennen und nutzen. Von der Kompetenz zur Performanz in der Gesundheitsversorgung.* medhochzwei Verlag.

Höppner, H., & Zoege, M. (2019). Entwicklung der Gesundheitsfachberufe in Deutschland und ihr Beitrag zu einer bedarfsorientierten Gestaltung des Gesundheitssystems. In R. Haring (Hrsg.), *Gesundheitswissenschaften* (S. 791–801). Springer Verlag.

Höppner, H. (Hrsg.). (2017). *Promotion in den Therapiewissenschaften* (2. Aufl.). Mabuse Verlag.

Höppner, H. (Hrsg.). (2016). *Promotion in den Therapiewissenschaften*. Mabuse Verlag.

Höppner, H. (1992). Con vos puedo. Mit dir kann ich. Ein Bericht über die Los Pipitos, eine Gruppe Eltern behinderter Kinder in Nicaragua, und meine persönlichen Erfahrungen, als Krankengymnastin dort zu arbeiten. *Krankengymnastik, 44*(11), 1374–1378.

Nicholls, D. A., Ahlsen, B., Bjorbækmo, W., Dahl-Michelsen, T., Höppner, H., Rajala, A. I., Richter, R., Søgaard Hansen, L., Sudmann, T., Sviland, R., & Maric, F. (2023,). Critical Physiotherapy: A 10-years retrospective. *Physiotherapy Theory and Practice*. https://doi.org/10.1080/09593985.2023.2252524

Nadia El-Seoud, Dr. PH, Physiotherapeutin, promovierte in Public Health an der Universität Bremen zum Thema Perspektiven lebensweltorientierte Physiotherapie. Sie ist in der Lehre und Forschung tätig und arbeitet u. a. als wissenschaftliche Mitarbeiterin an der Carl von Ossietzky Universität Oldenburg, in der Abteilung Geriatrie im Department für Versorgungsforschung der Fakultät VI – Medizin und Gesundheitswissenschaften. Zu den Forschungsinteressen gehören qualitative Forschungsansätze, Themen der Versorgungsforschung, Professionsentwicklung und Interdisziplinarität sowie der sozialen/gesundheitlichen Ungleichheit.

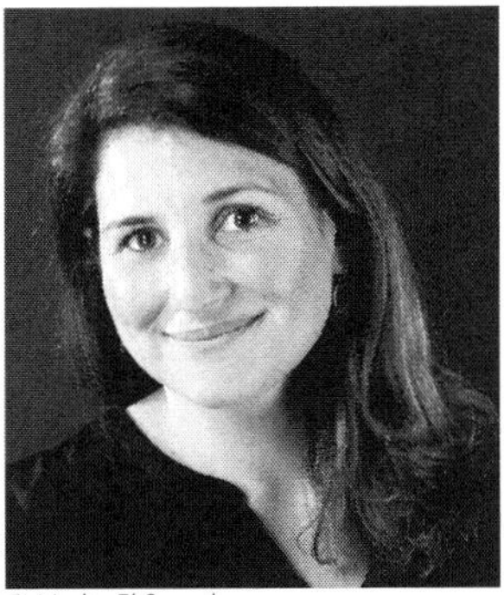
© Nadia El-Seoud

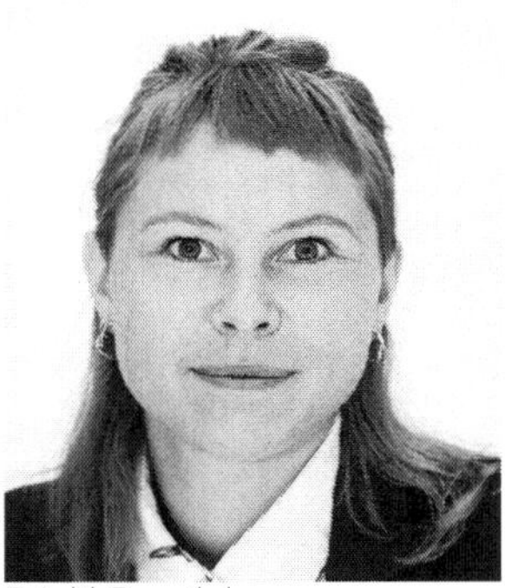
© Judith Ziegenthaler

Claudia Czernik ist Physiotherapeutin, Gesundheits- und Pflegewissenschaftlerin und hat Public Health an der Berlin School of Public Health studiert. Aktuell arbeitet sie als Wissenschaftliche Mitarbeiterin am Zentrum für evidenzbasierte Gesundheitsversorgung in Dresden. Ihre Kerninteressen sind Gesundheitspolitik, gesundheitliche Ungleichheit und soziale Determinanten von Gesundheit, sowie die Professionalisierung von Gesundheitsberufen.

Andrea Glässel

Kompetent im Umgang mit Gesundheit – DIPEx als Brücke zwischen Patient:innen & professioneller Gesundheitskompetenz in Therapieberufen

Zusammenfassung

DIPEx – die „Database of Individual Patients' Experiences" wird als Zugang zu authentischen Patient:innen Erfahrungsberichten weltweit genutzt und unterstützt Gesundheitsfachpersonen, dieses Erfahrungswissen in die Behandlung zu integrieren. Die Berichte fördern die Gesundheitskompetenz, indem sie helfen, Einstellungen, Erfahrungen und Motive im Umgang zu Gesundheit und Krankheit aus Sicht von Betroffenen besser zu verstehen und in Behandlungsentscheidungen einfließen zu lassen. Für eine stärker personenzentrierte Versorgung können Therapeut:innen durch reale Erfahrungsberichte auf emotionale, soziale und psychologische Bedürfnisse von Patient:innen gezielter eingehen, ihre professionelle Kompetenz erweitern und so zu höherer Qualität in der Versorgung beitragen.

Einleitung

DIPEx (Abb. 1) bietet einen niederschwelligen Zugang zu authentischen Erfahrungsberichten von Patient:innen und ermöglicht es Gesundheitsfachpersonen, Perspektiven von Betroffenen in die Behandlung zu integrieren. Diese Plattform ist eine Ressource für eine personenzentrierte Gesundheitsversorgung, da sie über medizinische Fakten hinaus, emotionale, soziale und psychologische Aspekte abdeckt und damit eine umfassende Perspektive aufzeigt. DIPEx trägt auf diese Weise dazu bei, den Dialog zwischen Patient:innen und Gesundheitsfachpersonen, wie Therapeut:innen oder Pflegenden, zu verbessern und die Patient:innenbeteiligung an der Entscheidungsfindung zu fördern (Légaré et al., 2014).

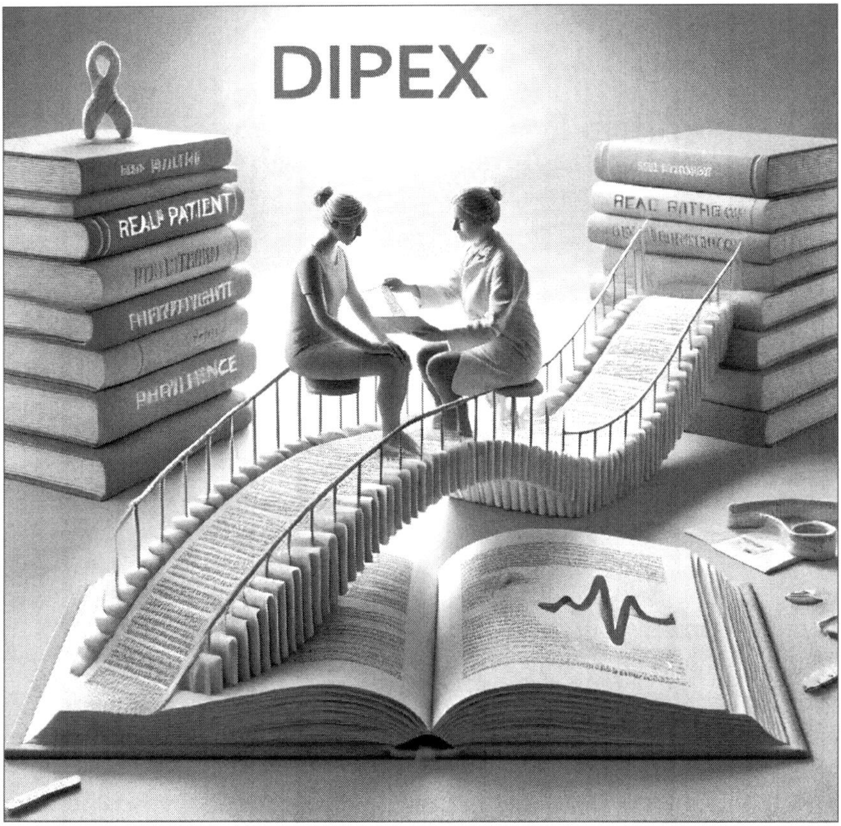

Abb. 1: DIPEx Datenbank für reale Patient:innenfälle (eigene Darstellung)

Therapeut:innen arbeiten in einem breiten Spektrum von Aufgabenfeldern, darunter die Behandlung, Betreuung und Beratung von Menschen mit Gesundheitsproblemen. Ein zentrales Element für eine zielgerichtete und individuelle Therapie ist der Einblick in die Erfahrungen von Patient:innen. Hier setzt DIPEx an, indem sie reale Erzählungen aus der Patient:innenperspektive und deren An- und Zugehörigen zugänglich macht (Herxheimer et al., 2000). Trisha Greenhalgh, Expertin für evidenzbasierte Medizin (EBM), erkennt die Erfahrung von Patient:innen als Expert:innenwissen im Umgang mit dem eigenen Krankheitserleben an, wie

Betroffene über Behandlungen denken und die Konsequenzen von Maßnahmen erleben (Greenhalgh, Howick & Maskrey, 2014). Am Mustercurriculum für Patient:innensicherheit der Weltgesundheitsorganisation (WHO) wird deutlich, welchen Stellenwert authentische Erfahrungsberichte von Patient:innen für ein lernendes Gesundheitssystem und für die Ausbildung in Medizin- und Gesundheitsberufen haben (AHRQ, 2024; Charité, 2018).

Die Plattform DIPEx hat ihren Ursprung im Jahr 2000 an der Universität Oxford und wurde von Andrew Herxheimer und Ann Mc Pherson gegründet. Sie wird heute weltweit genutzt (Herxheimer et al., 2000; Ziebland, Herxheimer & Coulter, 2004). Die DIPEx-Webseiten umfassen zwischenzeitlich mehr als 100 verschiedene Themen zu Gesundheit und Krankheit und sind über die Dachorganisation DIPEx International (www.dipexinternational.org) organisiert. DIPEx besteht aus einem Länderverbund von 13 Nationen mit nationalen Websites z. B. für England (UK) www.healthtalk.org, Deutschland www.krankheitserfahrungen.de, den USA www.healthexperiencesusa.org oder die Schweiz www.DIPEx.ch. Ihr Vorgehen zeichnet sich über eine etablierte qualitative Forschungsmethodik aus, die durch die Health Experience Research Group (HERG) in einem Handbuch zusammengefasst wurde.

Studien zeigten, dass subjektive Erfahrungsberichte nicht nur Einfluss auf die Gestaltung von Gesundheit und Versorgung, sondern auch auf die Ausbildung von Fachpersonen haben. Insbesondere im Kontext der Ausbildung von Gesundheitsberufen spielen sie eine zentrale Rolle (Powel et al., 2013; Snow et al., 2016). Goh (2016c) hob in seiner Arbeit hervor, dass Patient:innengeschichten einen hohen Einfluss auf die medizinische Ausbildung haben, da sie Studierenden helfen, theoretisches Wissen besser mit praktischen Erfahrungen zu verknüpfen. Der Einbezug realer Erfahrungsberichte in die Lehre verbessert nicht nur die klinischen Kompetenzen, sondern fördert auch das Einfühlungsvermögen der zukünftigen Fachpersonen, indem sie die Perspektiven von Patient:innen besser verstehen und in ihren Entscheidungsprozessen berücksichtigen können. Dies trägt dazu bei, die Perspektive von Patient:innen systematischer in die Gesundheitsversorgung zu integrieren und betont die Notwendigkeit, dass subjektive Erfahrungen und leitliniengetreue Ausführungen ineinandergreifen (Zyumbileva et al., 2022).

DIPEx versteht sich als informative Ressource für verschiedene Zielgruppen und richtet sich vorrangig an Patient:innen, Angehörige des Gesundheitswesens, aber auch an Forschende, Lehrende und die interessierte Öffentlichkeit und trägt damit zur Entwicklung von Gesundheitskompetenz bei (Glässel et al., 2022). Die Plattform bildet auf diese Weise ein Bindeglied zwischen theoriegeleitetem Ansatz, empirischer Forschung mit der Brücke in die Versorgungspraxis und schafft darüber eine Nahtstelle zur Ausbildung von Gesundheitsberufen.

Gesundheitskompetenz in aller Kürze

Nutbeam (2000) beschreibt Gesundheitskompetenz als die Fähigkeit, Informationen über Gesundheit zu finden, zu verstehen und in Entscheidungen einfließen zu lassen, die das eigene Wohlbefinden fördern. Gemeint ist damit die Fähigkeit, Gesundheitsinformationen suchen, finden und verstehen sowie sie darüber hinaus zu beurteilen und für die eigene Gesundheit nutzen zu können (Sørensen et al., 2012).

Im deutschsprachigen Raum ist die Relevanz dieses Konzepts insbesondere in den letzten Jahren stark gestiegen, da Patient:innen zunehmend aktive Rollen in einem komplexer werdenden Gesundheitssystem für ihre Versorgung übernehmen. Die Studie zum Health Literacy Survey Europe (HLS-EU) zeigte, dass fast jeder zweite Erwachsene in Deutschland, Österreich und der Schweiz Schwierigkeiten aufweist, gesundheitsrelevante Informationen richtig zu verstehen und anzuwenden (De Gani et al., 2021). Die Untersuchung von Schäffer et al. (2022) zeigte, dass es vielen Menschen schwerfällt, fundierte und damit kompetente Entscheidungen über ihre eigene Gesundheit zu treffen. Hier setzt DIPEx an, indem es Patient:innen sowie deren An- und Zugehörigen ermöglicht, durch die Berichte anderer Betroffener besser zu verstehen, wie sie ihre Krankheitserfahrungen einordnen können. Dies trägt zu einer erhöhten Gesundheitskompetenz bei und ermöglicht es Betroffenen, fundierte bzw. reflektierte oder begründete Entscheidungen zu treffen, die auf realen Erfahrungen basieren.

Im deutschsprachigen Raum haben verschiedene Initiativen wie die „Allianz für Gesundheitskompetenz“ in Deutschland, das Deutsche Netzwerk für Gesundheitskompetenz (DNGK), die Österreichische Plattform Gesundheitskompetenz (OEPGK, 2024) oder der Nationale Gesundheitsbericht in der Schweiz (BAG,

2024) begonnen, Maßnahmen zu entwickeln, um die Gesundheitskompetenz der Bevölkerung zu verbessern. Das DNGK zielt darauf ab, die Gesundheitskompetenz auf allen Ebenen des Gesundheitssystems zu fördern, indem es Akteur:innen aus Wissenschaft, Praxis und Politik zusammenbringt, um den Zugang zu verständlichen Gesundheitsinformationen zu erleichtern und die Selbstbestimmung der Patient:innen zu stärken (DNGK, 2019). Eine der zentralen Herausforderungen im Bereich der Gesundheitskompetenz ist es, dass Patient:innen Schwierigkeiten haben, medizinische Informationen richtig zu verstehen und anzuwenden. Hier bietet DIPEx Unterstützung, indem es die Erfahrungen anderer Betroffener zugänglich macht und damit eine praktische Perspektive auf medizinische und therapeutische Maßnahmen ermöglicht. Diese Form der Gesundheitskompetenz, die auf echten Erfahrungen basiert, trägt zu einer höheren Selbstbestimmung und Beteiligung der Patient:innen bei (Zyumbileva et al., 2022).

Professionell und kompetent im Umgang mit Gesundheit im digitalen Zeitalter

Die digitale Gesundheitskompetenz beschreibt die Fähigkeit, digitale Technologien zu nutzen, um gesundheitsbezogene Informationen zu finden, zu bewerten und in Entscheidungen einfließen zu lassen. In der modernen Gesundheitsversorgung spielt diese Kompetenz eine immer wichtigere Rolle, da immer mehr Informationen und Angebote online verfügbar sind und deren Güte nicht immer transparent. DIPEx bietet hier Unterstützung, da die Plattform es Patient:innen ermöglicht, auf verlässliche, qualitativ hochwertige Erfahrungsberichte zuzugreifen, die sie in ihrer Entscheidungsfindung unterstützen und die digitale Gesundheitskompetenz sowohl von Patient:innen als auch von Gesundheitsfachpersonen zu fördern (DNKG, 2023; Levy, Janke & Langa, 2015). Laut Norman und Skinner (2006) ist digitale Gesundheitskompetenz eine wesentliche Fähigkeit im Umgang mit Gesundheitsinformationen im World Wide Web, um eine zuverlässige Gesundheitsversorgung sicherzustellen und Patient:innen eine selbstbestimmte Rolle in ihrer Gesundheitsversorgung zu ermöglichen. Für Gesundheitsfachpersonen, wie Therapeut:innen, bedeutet dies, Patient:innen im Umgang mit digitalen Gesundheitsressourcen professionell und kompetent zu unterstützen (DNKG, 2019).

Professionelle Gesundheitskompetenz bezieht sich auf die Fähigkeit von Gesundheitsfachpersonen, Patient:innen komplexe Informationen auf verständliche Weise zu vermitteln und sie in ihren Entscheidungsprozessen zu unterstützen (Schaeffer, Haarmann & Griese, 2023). Durch soziale Nähe und emotionale Bindung können Therapeut:innen mit Patient:innen in verschiedenen Settings kommunizieren, Informationen austauschen sowie gesundheitliche Fragen besprechen und auf diese Weise die Selbstbefähigung in Entscheidungsprozessen und damit die eigene Selbstwirksamkeit erhöhen (Schaeffer et al., 2021). Für Therapeut:innen bedeutet dies, nicht nur über umfassendes Fachwissen zu verfügen, sondern auch kommunikative und soziale Kompetenzen zu demonstrieren und diese angemessen sowie personenbezogen auf die Behandlungssituation anzuwenden. DIPEx unterstützt diesen Prozess, indem es Gesundheitsfachpersonen ermöglicht, auf die Perspektiven von Patient:innen zurückzugreifen und diese in die Behandlung zu integrieren (DNGK, 2019).

Studien belegten, dass die professionelle Gesundheitskompetenz einen direkten Einfluss auf die Qualität der Versorgung hat. Der Einbezug von realen Erfahrungen, wie sie auf DIPEx verfügbar sind, kann dazu beitragen, die Patient:innenbeteiligung zu erhöhen und dabei die Qualität und die Zufriedenheit mit den Behandlungsergebnissen zu steigern (Brach et al., 2012; Epstein & Street, 2011; Greenhalgh, 2014). Online Plattformen, wie DIPEx ermöglichen es Therapeut:innen, sich ein umfassendes Verständnis für die Perspektiven von Patient:innen zu verschaffen, ihre professionelle Gesundheitskompetenz zu erweitern und somit eine auf die individuellen Bedürfnisse ausgerichtete, patient:innenenzentrierte Therapie anzubieten. Eine fundierte professionelle Gesundheitskompetenz in Gesundheitsberufen führt nicht nur zu einer besseren individuellen Versorgung, sondern steigert durch ihre direkte Interaktion mit den Betroffenen auch die Effizienz des gesamten Gesundheitssystems (Rathmann et al., 2023).

Fazit

Die Bedeutung der Patient:innen-Erfahrungen geht über die individuelle Betreuung hinaus. Authentische Erfahrungsberichte tragen dazu bei, die Versorgungsqualität patient:innenzentriert zu erhöhen, indem sie eine ganzheitliche Sicht auf Krankheit und Therapie erlauben. Der niederschwellige Zugang zu authentischen Erfahrungen wie bei DIPEx stärkt als Informationsquelle die professionelle Gesundheitskompetenz von Therapeut:innen. Gleichermaßen werden Patient:innen, An- und Zugehörige und Gesundheitsfachpersonen unterstützt, indem theoretisches Wissen mit praktischen Erfahrungen ergänzt wird, um zu informierten Entscheidungen beizutragen, eine aktive Beteiligung an der eigenen Gesundheitsversorgung zu ermöglichen und auf diese Weise praxisnahe Unterstützung anbieten zu können.

Danksagung

Der Beitrag ist der Pionierin, Mentorin, Wegbegleiterin, Vorreiterin und dem Role Model Professorin, Dr. Heidi Höppner gewidmet für ihre vorbildliche, geradlinige, beharrliche, kluge, visionäre und zugleich gewinnende und die deutsche Physiotherapie über so viele Jahre in berufspolitischen Fragen prägende Persönlichkeit. Liebe Heidi, ich schätze mich glücklich Dir im Studium in Hildesheim begegnet zu sein. Deine Schaffenskraft, Haltung wie auch Dein feinsinniges Handeln und beruflicher Werdegang haben mich vom ersten Tag an beeindruckt, geprägt und in Aufbruchstimmung versetzt. Mein großer Dank gilt Deinem langjährigen, unermüdlichen Engagement, um die Entwicklungen der deutschen (Physio-)Therapielandschaft mit all ihren Herausforderungen mitzugestalten und zu formen. Du hast Dich nicht gescheut auch unbequeme Fragen zu stellen, bist kritische Denkerin, Übersetzerin und führst Menschen zusammen, wie keine andere. In unseren Diskussionen, an Tagungen und ganz besonders im Digitalen Salon wirst Du uns mit deiner Brillanz, Ausdrucksstärke, Klarheit und Heiterkeit fehlen. Für den neuen Lebensabschnitt meine besten Wünsche. Du wirst agil und dynamisch Dir auch diese Zeit gekonnt erschließen. Fühle Dich jederzeit eingeladen an alte Gewohnheiten anzuknüpfen und bleibe ein Teil der Netzwerke, die Du über die vielen Jahre so umtriebig, liebevoll, zugewandt und geschickt geknüpft hast. DANKE für ALLES!

Literatur

Agency for Healthcare Research and Quality. (AHRQ). (2024). *Verfügbar unter*: https://www.ahrq.gov/learning-health-systems/about.html [Zugriff am 07.10.2024].

Brach, C., Keller, D., Hernandez, L., Baur, C., Parker, R., Dreyer, B., Schyve, P., Lemerise, A. J., & Schillinger, D. (2012). Ten attributes of health literate health care organizations. *NAM Perspectives, 02*(6). https://doi.org/10.31478/201206a

Bundesamt für Gesundheit (BAG). (2024). *Gesundheitskompetenz.* Verfügbar unter: https://www.bag.admin.ch/bag/de/home/strategie-und-politik/nationale-gesundheitspolitik/gesundheitskompetenz.html [Zugriff am 07.10.2024].

Charité – Universitätsmedizin Berlin (Hrsg.). (2018). *Mustercurriculum Patientensicherheit der Weltgesundheitsorganisation. Multiprofessionelle Ausgabe.* Charité-Universitätsmedizin Berlin. ISBN: 98-3-00-060626-7

De Gani, S. M., Jaks, R., Bieri, U., & Kocher, J. Ph. (2021). *Health Literacy Survey Schweiz 2019-2021. Schlussbericht (V2)* im Auftrag des Bundesamtes für Gesundheit BAG. Careum Stiftung.

Deutsches Netzwerk Gesundheitskompetenz (DNGK). (2023). *Gute Praxis Erfahrungsberichte. Ein Positionspapier* (Version 1.0). Köln. Verfügbar unter: https://dngk.de/erfahrungsberichte-im-gesundheitswesen/ [Zugriff am 07.10.2024].

Deutsches Netzwerk Gesundheitskompetenz (DNGK). (2019). *DNGK – Positionspapier – Organisationale Gesundheitskompetenz – Vorstandsversion* (Fassung 16.11. 2019). Copyright Deutsches Netzwerk Gesundheitskompetenz e. V. 2019. Verfügbar unter: https://dngk.de/wp-content/uploads/2022/01/dngk-pos-pap-ogk-2019-11-16.pdf [Zugriff am 07.10.2024].

Epstein, R. M., & Street, R. L. (2011). The values and value of patient-centered care. *Annals of Family Medicine, 9*(2), 100–103. https://doi.org/10.1370/afm.1239

Glässel, A., Tyebally Fang, M., Hendriks, M. J., & Biller-Andorno, N. (2022). Using narratives to improve health literacy: An ethical and public health perspective. In D. H. Barrett, L. W. Ortmann, & S. A. Larson (Hrsg.), *Narrative ethics in public health: The value of stories* (S. 169–180). Springer. https://doi.org/10.1007/978-3-030-92080-7_12

Goh, P. S. (2016). eLearning or technology enhanced learning in medical education – Hope, not hype. *Medical Teacher, 38*(9), 957–958. https://doi.org/10.3109/0142159x.2016.1147538

Greenhalgh, T., Howick, J., & Maskrey, N. (2014). Evidence-based medicine: A movement in crisis? *BMJ, 348*, g3725. https://doi.org/10.1136/bmj.g3725

Herxheimer, A., McPherson, A., Miller, R., Shepperd, S., Yaphe, J., & Ziebland, S. (2000). Database of patients' experiences (DIPEx): A multimedia approach to sharing experiences and information. *Lancet, 355*(9214), 1540–1543. https://doi.org/10.1016/S0140-6736(00)02174-7

Légaré, F., Ratté, S., Stacey, D., Kryworuchko, J., Gravel, K., Graham, I. D., & Turcotte, S. (2014). Interventions for improving the adoption of shared decision making by healthcare professionals. *Cochrane Database of Systematic Reviews, 5*, CD006732. https://doi.org/10.1002/14651858.CD006732.pub2

Levy, H., Janke, A. T., & Langa, K. M. (2014). Health literacy and the digital divide among older Americans. *Journal of General Internal Medicine, 30*(3), 284–289. https://doi.org/10.1007/s11606-014-3069-5

Norman, C. D., & Skinner, H. A. (2006). eHealth literacy: Essential skills for consumer health in a networked world. *Journal of Medical Internet Research, 8*(2), e9. https://doi.org/10.2196/jmir.8.2.e9

Nutbeam, D. (2000). Health literacy as a public health goal: A challenge for contemporary health education and communication strategies into the 21st century. *Health Promotion International, 15*(3), 259–267. https://doi.org/10.1093/heapro/15.3.259

Österreichische Plattform Gesundheitskompetenz. (2024). Verfügbar unter: https://oepgk.at/initiative-gesundheitsfoerderung-und-gesundheitskompetenz-fuer-gesundheitseinrichtungen/ [Zugriff am 07.10.2024].

Powell, S., Scott, J., Scott, L. & Jones, D. (2013). An online narrative archive of patient experiences to support the education of physiotherapy and social work students in north east England: An evaluation study. *Education for Health, 26*(1), 25. https://doi.org/10.4103/1357-6283.112797

Rathmann, K., Dadaczynski, K., Okan, O., & Messer, M. (Hrsg.). (2023). *Gesundheitskompetenz*. Springer Berlin Heidelberg. https://doi.org/10.1007/978-3-662-67055-2

Schaeffer, D., Haarmann, A., & Griese, L. (2023). Professionelle Gesundheitskompetenz ausgewählter Gesundheitsprofessionen in Deutschland.

Schaeffer, D., Berens, E. M., Vogt, D., & Razum, O. (2022). Health literacy in the German population: Results of a representative survey. *International Journal of Environmental Research and Public Health, 19*(1), 74. https://doi.org/10.3390/ijerph19010074

Schaeffer, D., Berens, E.-M., Gille, S., Griese, L., Klinger, J., de Sombre, S., Vogt, D., & Hurrelmann, K. (2021). Gesundheitskompetenz der Bevölkerung in Deutschland – vor und während der Corona Pandemie: Ergebnisse des HLS-GER 2. Bielefeld: Interdisziplinäres Zentrum für Gesundheitskompetenzforschung (IZGK), Universität Bielefeld. https://doi.org/10.4119/unibi/2950305

Snow, R., Crocker, J., Talbot, K., Moore, J., & Salisbury, H. (2016). Does hearing the patient perspective improve consultation skills in examinations? An exploratory randomized controlled trial in medical undergraduate education. *Medical Teacher, 38*(12), 1229–1235. https://doi.org/10.1080/0142159x.2016.1210109

Sørensen, K., Van den Broucke, S., Fullam, J., Doyle, G., Pelikan, J., Slonska, Z., & Brand, H. (2012). Health literacy and public health: A systematic review and integration of definitions and models. *BMC Public Health, 12*, 80. https://doi.org/10.1186/1471-2458-12-80

Ziebland, S., Herxheimer, A., & Coulter, A. (2004). What do patients want to know about their medicines, and what do doctors want to tell them? A comparative study. *Health Expectations, 7*(2), 109–116. https://doi.org/10.1046/j.1369-7625.2004.00247.x

Zyumbileva, P., Uebe, M., Rudolph, S., & Von Kalle, C. (2022). Den Patienten wirklich verstehen lernen: Real-world-Evidenz aus der „patient journey". *Prävention und Gesundheitsförderung.* https://doi.org/10.1007/s11553-022-00937-x

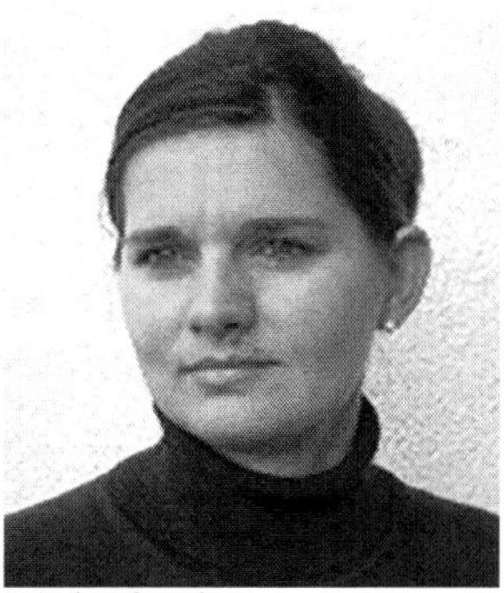

© Andrea Gässel

Prof. Dr. Andrea Glässel, Gesundheitswissenschaftlerin & Physiotherapeutin, promovierte in Rehabilitationswissenschaften. Seit 2017 Professorin für interprofessionelle patient:innen-orientierte Versorgung & Public Health Ethik an der ZHAW in Winterthur. An der Universität Zürich forscht sie zur Patient:innenperspektive, ist Mitbegründerin von DIPEx.CH und Swiss Representative für DIPEx International, sowie Teil des Leitungs-Konsortiums für das Digital Health Design Living Lab der Schweizer Partnerhochschulen ZHdK, UZH und ZHAW.

Edukation – Akademisierung – Nachwuchsförderung

Ina Thierfelder

Informalisierung physiotherapeutischer Versorgungsprozesse – Konsequenzen für edukatives Handeln als Aufgabe der Physiotherapie

Problemhintergrund

Die politisch intendierte Auslagerung von gesundheitlichen Versorgungsleistungen aus dem stationären in den ambulanten bzw. häuslichen Sektor hat zu einer verstärkten Übertragung der Versorgungsverantwortung auf Laien geführt (§1 PflegeZG; PSG 1; Statistisches Bundesamt, 2021). Eltern werden zu Ko-Produzent:innen in der Gesundheitsversorgung ihrer Kinder und die informelle Hilfe ist mittlerweile eine tragende Säule geworden, ohne die ein Verbleib in der Häuslichkeit kaum aufrechterhalten werden könnte (Ewert, 2012; Schaeffer & Ewers, 2001). Bei der Erbringung von physiotherapeutischen Versorgungsleistungen bedeutet Ko-Produktion, die Eltern als gleichberechtigte Partner:innen anzusehen, ihre Fähigkeiten zu erkennen, sie zu fördern und aktiv zu unterstützen. Dabei geht es auch darum, die Eltern zu motivieren, mit professionellen Akteur:innen zusammenzuarbeiten und Verantwortung zu übernehmen, wodurch vorher bestehende Rollenzuordnungen sukzessive aufgeweicht werden. Physiotherapeut:innen sind dadurch in einem zunehmenden Umfang weniger die Hauptanbietenden von Gesundheitsdienstleistungen, sondern werden verstärkt zu Unterstützenden (Slay & Stephens, 2013).

Diese Rollenübertragung ist jedoch nicht unproblematisch, da Eltern ihre Belastungsmöglichkeiten überschätzen und professionelle Hilfe relativ spät hinzuziehen, wodurch eine bedarfsgerechte und qualitativ angemessene Versorgung gefährdet wird (Alltag et al., 2018; Menzel-Begemann et al., 2015). Neben den Angeboten für eine temporäre Entlastung von der Versorgungsarbeit (§ 39 SGB XI) sind edukative Maßnahmen nötig, um Eltern überhaupt erst zur Versorgungsübernahme zu befähigen. Die Angebote dafür sind bislang nicht flächendeckend vorhanden und auch nicht befriedigend organisiert (Gerlach et al., 2014). Erforderlich sind deshalb kontinuierliche und den Alltag begleitende Angebote vor Ort sowie eine intensivere Nutzung elektronischer Kommunikationsmedien, um professionelle und informelle Hilfe besser miteinander verknüpfen zu können. Außerdem sollten bedarfsgerechte Edukationsangebote neben den objektiven Versorgungskriterien auch die subjektiven Bedürfnisse von Eltern berücksichtigen. Angebote, die nur auf den objektiven Bedarf ausgerichtet sind und die unterschiedlichen Bedürfnisse der Eltern unberücksichtigt lassen, verletzen in paternalistischer Weise das Postulat der Geltung individueller Präferenzen (Gerlach et al., 2014; Härter et al., 2017; Horch et al., 2012).

Auch Physiotherapeut:innen bleiben von diesem Wandel nicht unberührt und müssen sich veränderten Kontextbedingungen wie einem gewandelten Morbiditätsspektrum, modifizierten Rollen und neuen Beziehungsmodellen stellen (Ewers et al., 2012; Greß et al., 2011). Hinzu kommen wirtschaftlich restriktivere Rahmenbedingungen, unter denen sie ihren Versorgungsauftrag erfüllen sollen (Grosch, 2015; Kremper, 2015). Dabei ist es von Bedeutung, dass sich die Physiotherapie traditionell der Wiederherstellung funktioneller Beeinträchtigungen widmet. Solche Beeinträchtigungen sind heute häufig mit biopsychosozialen Problemlagen verbunden, deren Komplexität man mit traditionellen Konzepten nicht mehr gerecht werden kann. Denn bisher wurde die Physiotherapie vor allem mit Hands-on-Physiotherapy im Sinne eines direkten manuellen Kontakts und einer sich daraus ergebenden Passivität der Patient:innen verstanden. Demgegenüber sind eine Anregung der Patient:innen zu einer höheren Aktivität, ein Eingehen auf Selbstmanagementstrategien für den Umgang mit der Erkrankung und die dafür erforderliche Edukation im Sinne von Hands-off-Physiotherapy wichtige Elemente eines zukünftigen physiotherapeutischen Selbstverständnisses. Daraus ergibt sich die Forderung an Physiotherapeut:innen, ihren Blick auf ihren Versorgungsauftrag zu verändern. Aus einer professionstheoretischen Perspektive sollte es daher um eine stärkere Integration edukativer Aufgaben und eine Erweiterung des professionellen Handlungsspektrums gehen (Thierfelder et al., 2019, S. 25-26).

Forschungs- und Entwicklungsstand

Festzustellen ist, dass edukativen Aufgaben in der Forschung bisher nur wenig Aufmerksamkeit gewidmet wurde. Die bisherigen Studien untersuchten vor allem die Wirksamkeit physiotherapeutischer Interventionen mit integrierten instruktiven Elementen im Vergleich zu traditionellen Interventionen (Hands-on-Physiotherapy) ohne eine edukative Unterstützung. Noch seltener wurde Instruktion als eigenständige physiotherapeutische Interventionsmöglichkeit angesehen und in Wirksamkeitsuntersuchungen unmittelbar mit traditionellen Behandlungen verglichen. In einer dritten Forschungslinie wurden verschiedene Instruktionsverfahren verglichen und die Face-to-Face-Instruktion medialen Instruktionswegen bspw. Printmedien, auditiven oder audiovisuellen Instruktionen gegenübergestellt. Die Forschungsaktivitäten beziehen sich dabei fast ausschließlich auf die Edukation von Patient:innen. An- und Zugehörige wie bspw. Eltern, die im häuslichen Bereich ausgewählte physiotherapeutische Aufgaben für ihre Kinder übernehmen, blieben in der Forschung als Zielgruppe physiotherapeutischer Instruktion bisher unbeachtet.

Darüber hinaus fehlt es an theoretisch-konzeptionell oder interventionslogisch ausgerichteten Beiträgen, die sich konkret mit der Umsetzung von edukativen Aufgaben durch Physiotherapeut:innen auseinandersetzen. Zwar gibt es zahlreiche praxisorientierte Arbeiten, die edukative Elemente in physiotherapeutischen Behandlungskonzepten oder in Fallberichten erwähnen. Die Vielzahl der praxisorientierten Publikationen verweist allerdings darauf, dass edukative Interventionen in der physiotherapeutischen Praxis zum Einsatz kommen, weshalb anzunehmen ist, dass es innerhalb der Disziplin ein ausgeprägtes implizites Wissen über die Edukation von Patient:innen und ihren An- und Zugehörigen gibt. Eine theoretisch-konzeptionelle Auseinandersetzung mit edukativen Interventionsformen erfolgte bisher nicht. Die Physiotherapie hat sich diesem Thema in der Vergangenheit vor allem erfahrungsgestützt angenähert. Es fehlen jedoch konkrete Hinweise, die den Physiotherapeut:innen bei der Umsetzung der Instruktion als Interventionsform in der alltäglichen Versorgungspraxis als Wissensgrundlage und Handlungsorientierung dienen könnten.

Zielsetzung und Fragestellung

Das Ziel der im Jahr 2022 veröffentlichen Dissertation bestand darin, einen ersten Beitrag für die Entwicklung eines edukativen Interventionskonzeptes für die Physiotherapie zu leisten. In einem ersten Arbeitsschritt wurde gefragt, welcher Stellenwert edukativen Interventionen innerhalb des physiotherapeutischen

Handlungsspektrums bisher beigemessen wurde, wie sie konzeptualisiert sind und im Alltag ausgeführt werden, bei welchen Patientengruppen sie zur Anwendung kommen und welche Erkenntnisse über ihre Wirkungen vorliegen (Thierfelder & Ewers 2011). Als exemplarische Zielgruppe wurden Eltern ausgewählt, deren Kinder an einer lebenslimitierenden Erkrankung leiden, da sie als primäre Bezugspersonen über einen langen Zeitraum und in Kooperation mit Physiotherapeut:innen Versorgungsleistungen übernehmen müssen, um im häuslichen Umfeld eine kontinuierliche und auf Symptomlinderung ausgerichtete Versorgung gewährleisten zu können. In einem zweiten Arbeitsschritt wurde der Frage nachgegangen, welche Erkenntnisse zur Situation dieser Zielgruppe bereits vorliegen (Thierfelder & Ewers 2015). Der empirische Teil der Dissertation untersuchte die Perspektive der Eltern – als Nutzerinnen und Nutzer von zukünftigen Edukationsangeboten – hinsichtlich ihrer physiotherapeutischen Versorgungsübernahme. Gefragt wurde nach ihren Erfahrungen bei der Versorgungsübernahme in der Häuslichkeit (Thierfelder et al., 2019). Die Ergebnisse der empirische Untersuchung wurden im Anschluss einer theoretischen Reflexion unterzogen. Unter Rückgriff auf die Erkenntnisse der Selbstregulationstheorie von Albert Bandura wurden die empirischen Ergebnisse dahingehend betrachtet, wie Eltern sich in der komplexen Anforderungssituation selbst regulieren und ob sie Selbstwirksamkeit hinsichtlich der physiotherapeutischen Versorgungsübernahme entwickeln. Aus den Erkenntnissen der empirischen Erhebung und der theoretischen Reflexion wurden erste empirisch-gestützte Kategorien für die Entwicklung eines edukativen Interventionskonzepts für Physiotherapeut:innen abgeleitet (Thierfelder et al., 2020).

Ergebnisse

1. Empirische Ergebnisse – Darstellung der rekonstruierten Elterntypen

Die drei rekonstruierten Elterntypen geben in abstrahierter Form Aufschluss darüber, wie unterschiedlich Eltern die ihnen zugewiesene therapeutische Rolle ausfüllen, welches Verständnis von Physiotherapie sie haben und welche Art von Unterstützung sie dabei benötigen oder in Anspruch nehmen.

Elterntyp A – Autonomie

Für Eltern des Typs A ist die physiotherapeutische Versorgung eine stark geregelte Abfolge einzelner physiotherapeutischer Maßnahmen, die täglich zu einem festen Zeitpunkt durchgeführt werden. Sie gehen dabei auffallend autonom vor und haben sich im Laufe der Zeit ein komplexes Handlungsrepertoire angeeignet. Sie treffen notwendige Vorbereitungen, sind in der Lage, selbst komplexe physiotherapeutische Maßnahmen exakt durchzuführen und können sie sogar an die jeweilige kindliche Reaktionslage adaptieren. Eltern des Typs A sind bestrebt, die Kontakte zum professionellen Hilfesystem gering zu halten, um mehr ungestörte Zeit als Familie verbringen zu können. Ihnen reicht es daher, professionelle Hilfe nur bei einem ihrerseits angenommenen Bedarf hinzuzuziehen. Das Bestreben nach Autonomie ist für sie handlungsleitend. Sie greifen auf reichhaltige Erfahrungen zurück, sind lern- und wissbegierig, erfassen neues Wissen relativ leicht, zeigen hohen persönlichen Einsatz und besitzen großes Vertrauen in ihre eigene Lernfähigkeit. Sie benötigen wenig handlungspraktische Steuerung und emotionale Unterstützung bei Lernprozessen. Unterstützung wird nur dann nötig, wenn sich die gesundheitliche Lage ihres Kindes verändert und sie die physiotherapeutische Versorgung anpassen müssen.

Elterntyyp B – Verstehen

Im Unterschied zu den Eltern des Typs A verstehen diese Eltern Physiotherapie nicht als Abfolge einzelner physiotherapeutischer Maßnahmen. Physiotherapie beginnt für sie bereits in dem Moment, indem sie Körperkontakt zu ihrem Kind aufnehmen. Über den gesamten Tag verteilt führen sie eine Vielzahl von physiotherapeutischen Maßnahmen durch, die sich von Vibrationen zur Sekretförderung über Lagerungen und passive Bewegungsübungen zur Kontrakturprophylaxe bis hin zur Fußreflexzonenmassage zur Atemstimulation erstrecken. Mit der professionellen physiotherapeutischen Versorgung sind sie allerdings unzufrieden, weil ihnen eine Versorgung „aus einer Hand" fehlt. Sie haben Probleme, ein:e Physiotherapeut:in zu finden, der sowohl über das notwendige Zeitbudget verfügt als auch die aus ihrer Sicht notwendige Fachkompetenz besitzt, um den zeitlich intensiven und hochkomplexen Versorgungsbedarf ihres Kindes erfüllen zu können. Sie unterstellen den Therapeut:innen zumindest teilweise, überfordert zu sein. Deshalb wünschen sie sich mehr Transparenz etwa hinsichtlich einer lückenlosen Dokumentation der physiotherapeutischen Versorgung.

Für Eltern des Typs B ist es wichtig, zu verstehen, was Physiotherapeut:innen tun, um in geteilter Verantwortung und insbesondere auch außerhalb der Kontaktzeiten zum professionellen Hilfesystems physiotherapeutisch tätig werden zu können. Ihre Motivation für die Versorgungsübernahme ergibt sich einerseits aus einer Unzufriedenheit mit dem Versorgungssystem und andererseits aus dem empfundenen Zwang, die von ihnen erlebten Mängel kompensieren zu müssen. Ein wichtiges Motiv für sie ist auch ein besseres Verständnis der Ziele und Wirkungsweisen von physiotherapeutischen Maßnahmen. Es ist für diese Eltern daher handlungsleitend, nachvollziehen zu können, was Therapeut:innen tun und warum sie es jeweils tun. Auch diese Eltern zeigen ein hohes persönliches Engagement, allerdings müssen ihre Lernprozesse stärker unterstützt und vor allem ihr stark ausgeprägtes Wissensbedürfnis befriedigt werden.

Elterntyp C – Entlastung

Im Vergleich zu den Eltern des Typs A und B stellen Eltern dieses Typs ihre Kompetenz, eigenständig physiotherapeutische Versorgungsleistungen zu erbringen, generell in Frage. Sie halten dies für schwierig oder sogar für beinahe unmöglich. Eltern dieses Typs haben Angst, etwas „falsch" zu machen. Ihre Angst bezieht sich dabei zum einen darauf, dass sie die medizinisch-pflegerische Versorgung gefährden könnten. Zum anderen sind sie besorgt, dass sie ihrem Kind Schmerzen zufügen könnten. Darüber hinaus sind sie unsicher, ob die von ihnen angewandten physiotherapeutischen Maßnahmen zeitlich ausreichend und richtig dosiert sind. Auch Eltern des Typs C sind unzufrieden mit der professionellen physiotherapeutischen Versorgung. Statt einer eigenen Kompensation dieses Mangels fordern sie allerdings eine bessere und umfangreichere Versorgung durch Physiotherapeut:innen. Handlungsleitend ist dabei der Wunsch nach Entlastung. Die Hauptverantwortung der physiotherapeutischen Versorgung wird weiterhin den professionell Helfenden zugeschrieben. Wenn sie dennoch physiotherapeutische Versorgungsleistungen übernehmen, dann sind diese Tätigkeiten begleitet von Ängsten und Unsicherheiten. Die eigenen Lernprozesse sind durch eine nur gering ausgeprägte internale Kontrollüberzeugung gekennzeichnet, weshalb die edukative Begleitung in erster Linie emotionale Unterstützungsarbeit leisten und zum Lernen ermutigen muss.

2. Theoretische Ergebnisse – Elterliches Versorgungshandeln aus der Sicht der Selbstregulationstheorie

Durch die theoretische Reflexion der empirisch rekonstruierten Elterntypen anhand der Theorie der Selbstregulation von Albert Bandura (Bandura, 1990) und seinem Konzept der Selbstwirksamkeit (Bandura, 1978) konnte erklärt werden, warum Eltern sich in der komplexen Anforderungssituation einer informellen Versorgungsübernahme unterschiedlich verhalten und die dafür relevante Selbstwirksamkeit in unterschiedlicher Weise entwickeln. Wenn man die von den Eltern durchlaufene Entwicklung hinsichtlich der Selbstregulationstheorie betrachtet, dann zeigt sich, dass es deutliche Unterschiede bei der Selbst- und Situationswahrnehmung der Eltern, ihren Motivationen und ihrer Mitwirkungsbereitschaft, ihrer Kompetenzentwicklung und ihrer bereichsspezifischen Entwicklung von Selbstwirksamkeit gibt.

Eltern des Typ A beobachten und kennen ihre Alltagssituation genau. Sie können ihr Versorgungshandeln detailliert beschreiben, auftretende Gefühle und Wünsche artikulieren und situationsgerecht regulieren. Sie sind über gesundheitsbezogene Dienstleistungsangebote gut informiert und auch in der Lage, sie gezielt zu nutzen. Mit der Zeit gelangen sie jedoch an einen Punkt, an dem sie sich durch die Vielzahl professionell Helfender in der Häuslichkeit gestört fühlen. Dadurch tritt ihr Wunsch nach weniger Störungen des familiären Alltags in den Vordergrund. Dabei versuchen sie, möglichst viel Privatsphäre zurückzuerobern, auch hinsichtlich der begrenzten Lebenszeit ihres Kindes. Dies motiviert sie dazu, die Versorgung weitgehend autonom durchzuführen und nur punktuell professionell Helfende hinzuzuziehen. Eltern des Typ A sind gut in der Lage, ihre Handlungsabsichten in konkretes physiotherapeutisches Versorgungshandeln umzusetzen und dabei Standards zu folgen, die denen der professionellen Physiotherapie ähneln. Die eigene Versorgungsleistung wird anhand von individuellen und von ihnen akzeptierten fachlichen Standards kognitiv bewertet und ggf. adaptiert. Eltern dieses Typs reagieren mit einem hohen Maß an Anstrengungsbereitschaft und Ausdauer, wenn es darum geht, die physiotherapeutische Versorgung ihres Kindes zu übernehmen. Sie können dabei ihr Versorgungshandeln gegen äußere und innere Widerstände aufrechterhalten und zeigen strategische Flexibilität bei der Suche nach Problemlösungen. Letztlich gelangen sie zur Überzeugung, dass sie die physiotherapeutische Versorgung ihres Kindes außerhalb der Kontaktzeiten zum professionellen Hilfesystem auch eigenständig bewältigen können. Eltern des Typs A durchlaufen erfolgreich Selbstregulationsprozesse, erwerben Kompetenzen und entwickeln Selbstwirksamkeit hinsichtlich der Übernahme physiotherapeutischer Versorgungsleistungen.

Eltern des Typs B beobachten und reflektieren weniger sich selbst, ihre Handlungen und Handlungsmöglichkeiten als vielmehr die Konditionen und Restriktionen, denen die physiotherapeutische Versorgung ihres Kindes unterliegt. Mit dieser Versorgung sind sie tendenziell unzufrieden. Eltern des Typs B haben nicht das Gefühl, dass ihre Beobachtungen der Situation ihres Kindes ernstgenommen werden und für die Therapie bedeutsam sind. Es fehlt ihnen ein nötiger Austausch mit den professionell Helfenden. Ihr Wissensbedürfnis bleibt ungestillt, was sie hochgradig unzufrieden macht. Aus dieser emotionalen Reaktion heraus entwickeln sie die Motivation für eine eigenständige Übernahme der physiotherapeutischen Versorgung. Die Versorgungsübernahme geht daher auf einen durch die Not der Situation angestoßenen Selbstmotivationsprozess zurück und nicht auf die Überzeugung, die aktuelle Lebenssituation ohne oder mit punktueller Hilfe meistern zu können. Eltern des Typs B wissen wenig über die Standards einer qualitativ angemessenen Physiotherapie und tun sich schwer, angemessene Bewertungsmaßstäbe für ihr eigenes Versorgungshandeln zu entwickeln. Oft sind sie unsicher, ob das, was sie tun, auch „richtig“ ist. Diese Unsicherheit empfinden sie als belastend, was den Umgang mit inneren und äußeren Widerständen wiederum erschwert, wodurch sie wieder zu ihrer Unzufriedenheit zurückgeführt werden. Dennoch übernehmen Eltern des Typs B Versorgungsleistungen, was sich allerdings auf die Not der Situation bezieht. Mit anderen Worten kann man sagen, dass es Eltern dieses Typs schwerfällt, die nötigen Kompetenzen für eine Versorgungsübernahme in der Häuslichkeit zu erwerben und die relevante Selbstwirksamkeit zu entwickeln, wodurch auch die häusliche Versorgung insgesamt beeinträchtigt und bisweilen krisenhaft zugespitzt werden kann.

Auch *Eltern des Typs C* empfinden eine ausgeprägte Unzufriedenheit. Sie entscheiden sich aber weder bewusst für eine Versorgungsübernahme, um ihre Autonomie zu erhalten oder zu erweitern (Typ A), noch wollen sie damit ihrer Unzufriedenheit mit der Versorgungssituation etwas entgegensetzen (Typ B). Demgegenüber sehen sie sich durch die prioritär häusliche Versorgung ihres Kindes in einer Überforderungssituation, der sie sich zwar fügen, aber kaum gewachsen sind. Die Angst, etwas falsch zu machen, ist ihr ständiger Begleiter und schränkt sie in einem hohen Maße in ihrer Selbstregulation ein. Es fällt ihnen auch schwer, sich hinsichtlich einer Versorgungsübernahme realistische Ziele zu setzen, und im Zeitverlauf zu der Überzeugung zu gelangen, mit ihrem Handeln etwas Gutes für ihr Kind bewirken zu können. Versorgungsaufgaben erleben sie durchweg als anstrengend, weshalb sie meistens gemieden und nur übernommen werden, wenn keine Alternative verfügbar ist. Dabei beschränken sie sich oft auf zeitlich begrenzte und weniger komplexe Behandlungsmaßnahmen. Eine regelmäßige Versorgungsübernahme, die Möglichkeit einer Kompetenzentwicklung und Ausbildung von Handlungsroutinen und Handlungssicherheit liegen außerhalb ihres Blickfeldes. Stattdessen hoffen sie, sich aus der Verantwortung zurückziehen und die professionell Helfenden in die Pflicht nehmen zu können. Im Rahmen einer solchen „Rückdelegation“ formulieren sie hohe Erwartungen an eine „gute“ professionelle Physiotherapie. Dadurch zeigt sich allerdings die Diskrepanz zwischen ihrem eigenen unsicheren und von Ängsten überlagerten Versorgungshandeln und den von ihnen als relevant erachteten Standards einer professionellen Versorgung noch deutlicher. Mit anderen Worten kann man feststellen, dass Eltern des Typs C in der Überforderungsfalle stecken. Deshalb fällt es ihnen schwer, zu der Überzeugung zu gelangen, mit Anstrengung und Ausdauer eine für sie schwierige Anforderungssituation kompetent bewältigen zu können. Ihre Selbstwirksamkeitsüberzeugung bleibt daher begrenzt, was nicht selten zum Scheitern einer informellen Versorgung führt.

Diskussion und Transfer in die physiotherapeutische Versorgungspraxis

Die Erkenntnisse aus der empirischen Untersuchung und der anschließenden theoretischen Reflexion zeigen, dass Eltern die ehemals von professionell Helfenden übernommene Versorgung teilweise oder gänzlich kompensieren können. Dabei sind sie gefordert, die eigene Identität gegen systemisch aufgezwungene Rollen als informell Helfende zu verteidigen. Sie schwanken zwischen gelebter Emanzipation, tatsächlicher Kompetenz und Mündigkeit, was am ehestens den Elterntypen A und B zugeschrieben werden kann, oder aber gefühlter Verunsicherung und erlebten Zwang, wie es für Eltern des Typs C charakteristisch ist

(Ewert, 2012). Die Eltern gestalten allerdings nicht nur die Versorgungsübernahme in unterschiedlicher Weise. Auch die notwendigen Selbstregulationsprozesse zur Herausbildung dafür erforderlicher bereichsspezifischer Selbstwirksamkeit werden dabei unterschiedlich durchlaufen, wodurch sich auch die elterliche Selbstwirksamkeit hinsichtlich der komplexen Anforderungssituation einer Versorgungsübernahme unterschiedlich ausprägt. Diese Erkenntnisse sind hilfreich, um darüber nachzudenken, wie Physiotherapeut:innen elterliche Selbstwirksamkeit durch edukatives Handeln positiv beeinflussen können. Deshalb werden sie als erste Kategorien für die Entwicklung eines edukatives Interventionskonzeptes verwendet. Die identifizierten Kategorien werden in der Abbildung 1 zusammengefasst und im folgenden Abschnitt ausführlicher erläutert.

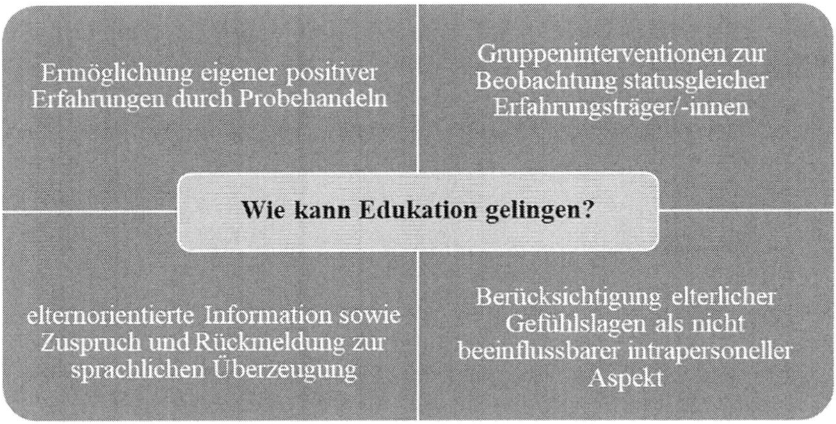

Abb. 1: Anknüpfungspunkte für edukative Konzepte (vgl. Thierfelder et al., 2020, S. 107)

Eigene positive Erfahrungen der Eltern könnten ein erster Anknüpfungspunkt sein, da sie den stärksten und wirksamsten Einfluss auf die Entwicklung von individueller Selbstwirksamkeit haben. Eltern sollten zunächst einmal die Erfahrung gemacht haben, dass sie ihr Kind hinsichtlich der eigenen und fachlichen Standards erfolgreich therapieren können. Dieses Erfolgserlebnis könnte sie dann in der Annahme bestärken, dass sie diese Aufgabe auch zukünftig bewältigen können. Eltern zu motivieren, sich auf diesen Prozess einzulassen und ihnen durch schrittweise Anpassung des Schwierigkeitsgrades Erfolgserlebnisse zu vermitteln, könnte sich daher als eine erfolgreiche Strategie zur Förderung elterlicher Selbstwirksamkeit erweisen.

Nicht alle Eltern werden eine solche Bereitschaft zeigen. In diesen Fällen könnte die *Beobachtung von statusgleichen Erfahrungsträgern* die Ausbildung von Selbstwirksamkeit unterstützen. Im Sinne eines Peer-Teaching-Ansatzes scheint hier die wahrgenommene soziale Nähe zur beobachteten Person ein Erfolgsfaktor für den motivationalen Prozess zu sein. Bislang ist es jedoch üblich, dass Physiotherapeut:innen eine physiotherapeutische Behandlungsmaßnahme routinemäßig demonstrieren, damit die Eltern sie dann zunächst imitieren und schließlich eigenständig durchführen können. Diese Handlungspraxis könnte die Eltern, die nicht über die Ausbildung und z.T. langjährige Erfahrung verfügen, überfordern und entmutigen, weshalb sie sich insofern als kontraproduktiv für den Prozess der Kompetenzentwicklung erweisen könnte. Die Zusammenführung von Eltern mit einem ähnlichen Kompetenzlevel, einem vergleichbaren Problemhintergrund und die Anregung eines Erfahrungsaustausches unter ihnen könnte dagegen mehr Erfolg versprechen und sollten daher bei der Entwicklung eines Edukationskonzepts berücksichtigt werden.

Neben der Vermittlung eigener oder stellvertretender Erfahrungen könnte man die elterliche Selbstwirksamkeit hinsichtlich einer Versorgungsübernahme auch durch eine *sprachliche Überzeugung in der Form von Zuspruch und Rückmeldungen* fördern. Eine Ermutigung und positive Verstärkung, dass Eltern ihre Situation meistern und den komplexen Anforderungen einer informellen physiotherapeutischen Versorgung auch eigenständig gerecht werden können, ist deshalb wichtig für die Entwicklung elterlicher Selbstwirksamkeit. Dies gilt vor allem für Eltern, die zwischen dem Gefühl eigenen Unvermögens und überhöhten Anforderungen an sich selbst und andere schwanken. Regelmäßige Feedback- und Motivationsschleifen wären somit ebenfalls ein weiterer Baustein eines auf diese Zielgruppe ausgerichteten Edukationskonzepts.

Neben diesen von Physiotherapeut:innen steuerbaren Aspekten gibt es aber auch solche, die sich von außen nur bedingt beeinflussen lassen. Dazu gehören *intrapersonelle Aspekte* wie die elterliche Gefühlslage. Im konkreten Fall spielt das Stresserleben eine wichtige Rolle, etwa wegen zeitlicher Belastungen durch die alltägliche Versorgung oder wegen einer individuell empfundenen

Überforderung. Wenn die Belastung eine individuelle Grenze übersteigt, dann kann sich dies negativ auf die Selbstwirksamkeit der Eltern auswirken und einer Übernahme von Versorgungsaufgaben entgegenstehen. In solchen Fällen stoßen auch Edukationsmaßnahmen an Grenzen, weshalb es dann ratsamer wäre, auf eine Versorgungsübertragung zu verzichten. Die bewusste Ablehnung der Rolle als „Lückenbüßer“ ist bei diesen Eltern durchaus gerechtfertigt. Es ist nicht selbstverständlich, anzunehmen, dass Eltern ausgleichend tätig werden. Stattdessen müssen in solchen Fällen Physiotherapeut:innen anwaltschaftlich für das Interesse der Eltern und ihrer Kinder eintreten oder sich aber zumindest für eine umfassendere Leistungsgewährung bspw. in der Form einer häufigeren professionellen Versorgung einsetzen. Als problematisch hat sich allerdings auch in dieser Befragung herausgestellt, dass eine Intensivierung des professionellen Hilfesystems vermutlich auf große strukturelle und finanzielle Hürden stoßen würde (GBA, 2020). Welche der hier dargestellten Kategorien sich vorrangig anbieten, sollte hinsichtlich des jeweiligen Elterntyps und der individuellen Lebenssituation von Physiotherapeut:innen beurteilt werden.

Durch die Erstellung erster Kategorien für ein edukatives Interventionskonzept konnten wichtige Gesichtspunkte erschlossen werden. Um Physiotherapeut:innen ein solches Konzept für die Versorgungspraxis zur Verfügung stellen zu können, sind noch weitere Schritte erforderlich (Voigt-Radloff et al., 2013). So ist es etwa wichtig, mögliche Grenzen edukativer Interventionen zu identifizieren. Außerdem sollten weitere Aspekte bezüglich der Leistungsanbietenden – etwa qualifikatorischer, struktureller oder wirtschaftlicher Art – integriert und hinsichtlich ihrer Einflüsse auf das Ergebnis edukativer Interventionen reflektiert werden. Multiperspektivische Konzepte sollten im Anschluss daran einer empirischen Wirksamkeitsüberprüfung unterzogen werden. Letztlich sollte dann auch die Implementierung in die Versorgungspraxis wissenschaftlich im Sinne einer Erprobung unter Routinebedingungen begleitet werden.

Schlusswort

An dieser Stelle möchte ich Frau Prof. Dr. Heidi Höppner persönlich danken. Ich danke ihr für die Bereitschaft, meine Dissertation als Zweitbetreuerin über die gesamte Bearbeitungszeit begleitet zu haben. Unschätzbar dabei war ihr stetig motivierendes Interesse am Gelingen dieser Arbeit – insbesondere in schwierigen Phasen. Ich bewundere ihr Vermögen, den Prozess einer Promotion individuell und im jeweiligen Lebenskontext der Promovend:in zu betrachten und wertzuschätzen. Als erste Professorin für Physiotherapie in Deutschland hat sie mit ihrem Ausfüllen dieser Rolle über Jahrzehnte hinweg und auf unterschiedlichen Professuren, ein Rollenvorbild für den wissenschaftlichen Nachwuchs geschaffen. Hierbei bewundere ich ihren Mut, sich beruflich immer wieder neuen thematischen und vor allem berufspolitischen Herausforderungen – auch gegen diverse Hindernisse – zu stellen.

Die Literatur ist bei der Autorin erhältlich (ina.thierfelder@gmx.de).

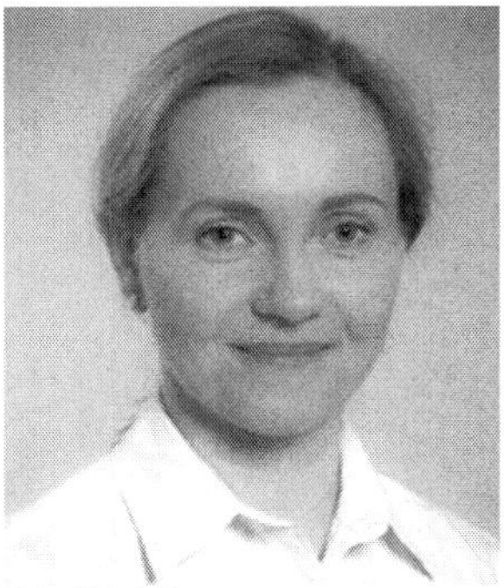

© Ina Thierfelder

Dr. Ina Thierfelder ist Physiotherapeutin und studierte Medizinpädagogik an der Humboldt Universität zu Berlin. Sie arbeitete von 2009 bis 2023 als wissenschaftliche Mitarbeiterin an der Charité – Universitätsmedizin Berlin am Institut für Gesundheits- und Pflegewissenschaft und am Dieter Scheffner Fachzentrum für Hochschullehre und evidenzbasierte Ausbildungsforschung.

Thomas Bucher & Andreas Gerber-Grote

Promotion für Gesundheitsberufe in der Schweiz – die Wege ebnen sich

„Über Stock und über Stein – Wege zur Promotion für Gesundheitsberufe in der Schweiz" lautete der Titel des Beitrags von Bucher, Melloh und Meyer im Sammelband „Promotion in den Therapiewissenschaften", herausgegeben von Heidi Höppner (2016). Die Autoren zeigten die (Um-)Wege auf, die Gesundheitsfachpersonen für eine Promotion auf sich nehmen mussten. Sie resümierten: „Die Hürden sind aber nicht unüberwindbar (…) Es ist einiges in Bewegung, um die Wege begehbarer zu machen, nur Ziele und Strategien sind noch nicht ganz klar." (ibid., S. 121) Mit den unklaren Zielen und Strategien waren die Diskussionen um das Promotionsrecht für Fachhochschulen gemeint, das der Dachverband Absolvent:innen Fachhochschulen Schweiz weiterhin fordert (FH Schweiz, 2024). Zum Schluss des Beitrags stellten die Autoren zwei Thesen und zwei Forderungen auf, die wir in diesem Beitrag knapp 10 Jahre später unter die Lupe nehmen wollen.

Die Thesen und Forderungen von damals

Werfen wir einen Blick auf die damaligen Thesen und Forderungen: Inwiefern haben sie sich bewahrheitet, respektive erfüllt? Dabei fokussieren wir auf Entwicklungen im Department Gesundheit der Zürcher Hochschule für Angewandte Wissenschaften ZHAW, wo damals Bachelor- und Masterstudiengänge für Ergotherapie, Hebammen, Pflege und Physiotherapie angeboten wurden. Die erste These lautete (Bucher et al. 2016, S. 132):

„**These 1:** Am ZHAW-Departement Gesundheit (und in der ganzen Schweiz) werden immer mehr Ergotherapeutinnen, Hebammen, Pflegende und Physiotherapeutinnen mit Masterabschluss die Voraussetzungen erfüllen und das Interesse haben, einen PhD zu erlangen."

Der erste Teil der These lässt sich leicht bestätigen. Tabelle 1 zeigt die steigende Anzahl von MSc Abschlüssen im ZHAW Departement Gesundheit sowie im Fachbereich Gesundheit für die ganze Schweiz ab 2016.

Tabelle 1: Masterabschlüsse am ZHAW Departement Gesundheit und im Fachbereich Gesundheit* in der Schweiz (Quellen: Services Studierende und Weiterbildung ZHAW Departement Gesundheit; Bundesamt für Statistik)

MSc Abschlüsse	2016	2017	2018	2019	2020	2021	2022	2023
ZHAW Ergotherapie**	9	11	8	9	11	9	15	14
ZHAW Hebammen					10	3	14	7
ZHAW Pflege	26	14	25	12	15	21	30	32
ZHAW Physiotherapie	15	11	17	27	29	23	22	25
ZHAW Total	50	36	50	48	65	56	81	78
Fachbereich Gesundheit	107	85	112	149	149	215	227	251

* Der Fachbereich Gesundheit umfasst die im Gesundheitsberufegesetz erfassten Berufe Ergotherapie, Ernährung und Diätetik, Geburtshilfe, Pflege, Physiotherapie, Optometrie und Osteopathie

** European Master in Occupational Therapy mit vier weiteren Hochschulen: Amsterdam University of Applied Sciences, Karolinska Institutet (Stockholm), University of Brighton und University of A Coruña

Zwei Kennzahlen spiegeln das wachsende Interesse an einem PhD: die Anzahl der Bewerber:innen, die ihre Unterlagen für die Vorprüfung zum Doktoratsprogramm Care and Rehabilitation Sciences seit dessen Etablierung 2017 eingeschickt haben, und die Anzahl Studierender, die das PhD Studium begonnen haben. Tabelle 2 zeigt die steigende Anzahl an Bewerber:innen und Promovierenden, die für das Doktoratsstudium zugelassen wurden.

Tabelle 2: Bewerbungen und Neuimmatrikulationen für das Doktoratsprogramm Care and Rehabilitation Sciences (Quellen: ZHAW Departement Gesundheit und Medizinische Fakultät Universität Zürich)

	2017	2018	2019	2020	2021	2022	2023	2024
Bewerbungen Vorprüfung	2	8	6	10	11	14	13	11*
Neuimmatrikulationen		5	4	9	4	4	7	9
* Anzahl Bewerbungen für einen von zwei Anmeldeterminen; die Zahl wird sich noch erhöhen								

Die These 1 können wir bestätigen: Es gibt mehr Gesundheitsfachleute mit Masterabschluss, die die Voraussetzungen erfüllen und Interesse an einem PhD haben.

„**These 2:** Die vermehrte Forschungstätigkeit der Gesundheitsberufe an den Fachhochschulen fördert die Qualifikationen von Mitarbeitenden, die notwendig sind, um eigenständige akademische Disziplinen zu begründen."

Zuallererst verweist diese These auf den Entwicklungs(rück)stand der Gesundheitsberufe im deutschsprachigen Raum gegenüber nordischen oder angelsächsischen Ländern. Dort sind Ergotherapie, Hebammen, Pflege und Physiotherapie als eigenständige Disziplinen an Hochschulen etabliert und verfügen über international anerkannte, peer-reviewed Zeitschriften, wie z. B. das Scandinavian oder Canadian Journal of Occupational Therapy.

Die Forschungstätigkeit dokumentiert die ZHAW-Projektdatenbank, die seit 2018 Forschungsprojekte der ZHAW-Institute systematisch erfasst. Aus der Tabelle 3 lässt sich allerdings kein klarer Trend erkennen, da sich die Jahre 2019 bis 2022 auf ungefähr einer Linie bewegen. 2023 zeigt aber eine deutlich höhere Anzahl an Projekten als 2018.

Tabelle 3: Anzahl Forschungsprojekte des ZHAW Departements Gesundheit pro Institut (Quelle: ZHAW-Projektdatenbank)

Institut	2018	2019	2020	2021	2022	2023
Ergotherapie	20	21	20	22	20	30
Hebammenwissenschaft und reproduktive Gesundheit	9	11	12	14	13	18
Pflege	19	26	26	24	22	25
Public Health	25	31	25	26	27	36
Physiotherapie	27	29	31	28	29	32
Departement Gesundheit*	85	97	101	97	98	115

* Aufgrund Institutsübergreifender Projekte stimmt die Summe der Projekte über die Institute nicht mit der Anzahl Projekte des Departements überein.

Nehmen wir den PhD als Qualifikationsmerkmal für Forschungskompetenz, die die Bildung von Disziplinen erst ermöglicht, so zeigt Tabelle 4, dass die Anzahl der Mitarbeitenden mit PhD am ZHAW Departement Gesundheit seit 2016 stetig gestiegen ist (vgl. Tabelle 4).

Tabelle 4: Anzahl Mitarbeitende des Dept. Gesundheit mit Promotion (Quelle: HR-Support ZHAW Departement G; jeweils per 21. Dezember; für 2024: 30. Juni)

2016	2017	2018	2019	2020	2021	2022	2023	2024
43	44	50	56	55	56	65	66	66

Die Produktion und vor allem die Dissemination von wissenschaftlichen Ergebnissen in Zeitschriften mit Peer-Review-Verfahren sind im gängigen Wissenschaftskanon ein möglicher Indikator für die Disziplinenbildung[1]. Tabelle 5 zeigt

1 Uns ist bewusst: Publikationen in peer-reviewed Zeitschriften sind ein beschränkt valider Indikator für die Bildung von Disziplinen an Fachhochschulen. Ihr Auftrag besteht in der angewandten Forschung, deren Ergebnisse einen Impact in Gesellschaft und Praxis haben.

ab 2020 einen Anstieg für peer-reviewed Publikationen des ZHAW Departements Gesundheit. Ob 2023 ein Ausreißerjahr ist oder ob sich dieser Trend in gleichem Maße fortsetzen wird, wird die Zukunft zeigen. Nichtsdestotrotz: die peer-reviewed Publikationen deuten auf eine positive Entwicklung hin.

Tabelle 5: Peer-reviewed Publikationen der Institute des ZHAW Departements Gesundheit ab 2018 (Quelle: ZHAW digitalcollection; Stand freigegebene Publikationsnachweise vom 02.07.2024; Publikationen mit Beteiligung mehrerer Institute wurden mehrfach gezählt)

Institut	2018	2019	2020	2021	2022	2023
Ergotherapie	20	13	8	8	17	28
Hebammen	11	15	11	9	13	11
Pflege	18	22	28	20	23	39
Physiotherapie	38	24	15	30	29	39
Public Health	19	16	26	27	31	21
Departement Total	106	90	88	94	113	138

Auch wenn die Zahlen vor dem Hintergrund eines allgemeinen Wachstums des Departements Gesundheit der ZHAW gesehen werden müssen, d. h. Zunahme der Studierenden und damit einhergehend Erhöhung der Zahl der Mitarbeitenden, deuten sie in Richtung Bestätigung der These 2: Mehr qualifizierte Gesundheitsfachleute produzieren mehr Forschung. Für die Bildung von eigenständigen Disziplinen braucht es jedoch zwei weitere Entwicklungsschritte auf dem Weg der Akademisierung.

Erstens ist eine stärkere inhaltliche Profilierung der Mitarbeitenden und damit des ganzen Departements notwendig. Die bisherige Praxis der Anstellung von Mitarbeitenden in die Leistungsbereiche Lehre, Forschung, Weiterbildung und Dienstleistung hinkt der Entwicklung hinterher oder behindert sie gar. Es braucht akademische Expert:innen, die ihr Thema auf jeder Bildungs-

Solche Forschungsergebnisse sind teilweise schwierig in peer-reviewed Zeitschriften zu publizieren. Angemessene Indikatoren für den Gesellschafts-/Praxis-Impact von angewandter Forschung gibt es nicht.

stufe gestützt auf ihre Forschung anbieten können. So werden die Anknüpfungspunkte für Forschungspartner:innen und Auftraggebende sichtbarer und Forschung, Bildung und Dienstleistung können sich an gesellschaftlichen Fragen orientieren und nicht an hochschulischen Strukturen.

Zweitens fehlt aus akademischer Sicht für die Bildung einer eigenständigen Disziplin das Promotionsrecht. Dieses ist das Thema der beiden Forderungen, die die Autoren 2016 gestellt haben.

„**Forderung 1:** Das ZHAW-Departement Gesundheit wünscht gemeinsame strukturierte Promotionsprogramme für die Gesundheitsberufe mit medizinischen Fakultäten von Universitäten (konkret: der Universität Zürich), wobei die Betreuung durch ProfessorInnen von beiden Hochschulen sichergestellt wird."

Diese Forderung ist erfüllt. 2017 startete das gemeinsame Doktoratsprogramm Care and Rehabilitation Sciences der Medizinischen Fakultät der Universität Zürich und des ZHAW Departements Gesundheit (vgl. www.zhaw.ch/de/gesundheit/studium/doktoratsprogramme/care-rehabilitation-sciences/).

Voraussetzung dafür war der politische Wille auf nationaler und kantonaler Ebene, für Fachhochschulabsolvent:innen die Promotion zu ermöglichen und dies auch mit finanziellen Mitteln und bei Bedarf mit politischem Druck auf die Universitäten zu fördern, vgl. swissuniversities Teilprogramm 2: „Kooperation zwischen Fachhochschulen/ Pädagogischen Hochschulen und universitären Hochschulen" (swissuniversities 2024).

Das Doktoratsprogramm Care and Rehabilitation Sciences ist offen für MSc-Absolvent:innen der Fachhochschul-Gesundheitsberufe und bietet eine strukturierte postgraduale Ausbildung in den Grundlagen und Methoden der Forschung. Inhaltlich liegt der Fokus auf der Forschung mit gesunden oder kranken Menschen in der Prävention, in der klinischen ambulanten oder stationären Versorgung, in der Rehabilitation und auf angewandten Studien auf der Basis von Grundlagenforschung zur Entwicklung und Verbesserung von Interventionen und Therapien. 28 PhD Studierende begannen das Studium seit dem Start, vier haben abgeschlossen, neun werden 2024 abschließen.

„**Forderung 2:** Das Promotionsrecht für Disziplinen an Fachhochschulen, welche die internationalen Qualitätsanforderungen dafür erfüllen."

Diese Forderung ist der letzte Schritt hin zur Bildung einer eigenständigen Disziplin. Der Dachverband „Absolvent:innen Fachhochschulen Schweiz" hält diese Forderung aufrecht (vgl. FH Schweiz, 2024). Und auch am ZHAW Departement Gesundheit steht dieser Schritt noch aus. Wie der Weg dorthin aussieht, ist nicht klar. Es stellt sich die Frage, wie die „internationalen Qualitätsanforderungen" zu operationalisieren sind und welche Institution diese überprüfen und ggf. ein Promotionsrecht erteilen soll.

Derweil unternimmt das ZHAW Departement Gesundheit Schritte in diese Richtung. So ist die Vergabe des Titels Professor:in ZHAW an Anforderungen gebunden, die denjenigen einer Universität nahekommen. Dies sind:

- der Nachweis hervorragender Forschung durch peer-reviewed Publikationen und Vorträge,
- das erfolgreiche Einwerben von Drittmitteln für die Forschung sowie
- der Nachweis von Begleitung und Förderung von Nachwuchskräften auf den Ebenen MSc und Doktorat.

Damit wertet das ZHAW-Departement Gesundheit den Fachhochschul-Professor:innen-Titel mit Standards auf, die sich internationalen Anforderungen annähern.

Learnings auf dem Weg zur Akademisierung der Gesundheitsberufe

Die Schaffung von institutionalisierten Promotionsmöglichkeiten für Gesundheitsberufe und die Bildung von eigenständigen Disziplinen brauchen einen langen Atem. Dabei erwies sich der Weg über die Kooperation mit universitären Hochschulen als der richtige. Bevor ein Promotionsrecht für Hochschulen gefordert wird, müssen die Fachhochschulen beweisen, dass ihre Forschungstätigkeit und -ergebnisse internationalen Standards entsprechen und dass sie Strukturen und Prozesse institutionalisiert haben, die diese Qualität garantieren. Dazu gehören konsekutive Masterstudiengänge für Gesundheitsberufe, die genügend Absolvent:innen hervorbringen, die sich für eine wissenschaftliche Karriere begeistern können. Die Vergabe von akademischen Titeln muss transparent geregelt sein und sich an den Normen orientieren, die Wissenschaft als solche definieren.

Fazit

Auch wenn wir am ZHAW Departement Gesundheit vieles erreicht haben, sind wir immer noch unterwegs auf dem Weg der Akademisierung der Gesundheitsberufe. Den Schlusssatz aus dem Beitrag aus dem Jahr 2016 (Bucher et al., S. 132) können wir auch an dieser Stelle wieder verwenden: „Am ZHAW-Departement Gesundheit werden wir uns aktiv dafür einsetzen, die Wege zu ebnen." Dies tun wir gerne mit unseren Partner:innen in Österreich und Deutschland, mit Persönlichkeiten wie Heidi Höppner und Organisationen wie dem Verein zur Förderung der Wissenschaft in den Gesundheitsberufen (VFWG).

Dank

Ein herzliches Dankeschön an Sandra Bönzli, Sandra Grizelj, Nicolai Hauf und Johanna Schmid von der ZHAW sowie Nadine Heinz-Hartmann von der Medizinischen Fakultät der Universität Zürich für das Zusammenstellen der Kennzahlen.

Literatur

Bucher, T., Meyer, P., & Melloh, M. (2016). „Über Stock und Stein" – Wege zur Promotion für Gesundheitsberufe in der Schweiz. In H. Höppner (Hrsg.), *Promotion in den Therapiewissenschaften* (S. 121–134). Mabuse Verlag.

FH Schweiz. (2024). Ja zu eigenständigem 3. Zyklus (Doktorat, PhD, DBA, …) an FH. Abgerufen am 24. Juli 2024, von https://www.fhschweiz.ch/doktorat

swissuniversities. (2024). Teilprogramm 2: Kooperation zwischen FH/PH und UH. Abgerufen am 24. Juli 2024, von https://www.swissuniversities.ch/themen/nachwuchsfoerderung/p-1-dritter-zyklus/tp2

ZHAW Gesundheit. (2021). Weisung Verleihung des Professorentitels ZHAW am Departement Gesundheit. Abgerufen am 24. Juli 2024, von https://gpmpublic.zhaw.ch/GPMDocProdZPublic/Fuehrungsgrundlagen/G_WE_Weisung_Verleihung_Professorentitel.pdf

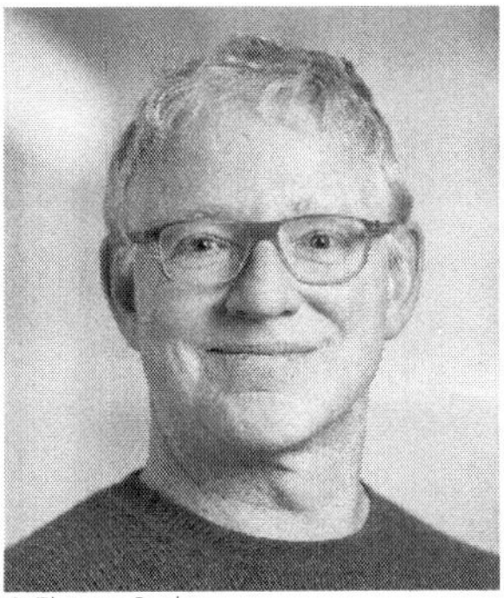

© Thomas Bucher

Thomas Bucher, Dr. phil., Sozial- und Gesundheitspsychologie. Leiter Qualitäts- und Wissensmanagement, Mitarbeit in Forschung und Lehre am Departement Gesundheit der Zürcher Hochschule für Angewandte Wissenschaften ZHAW, Co-Editor-in-Chief des International Journal of Health Professions.

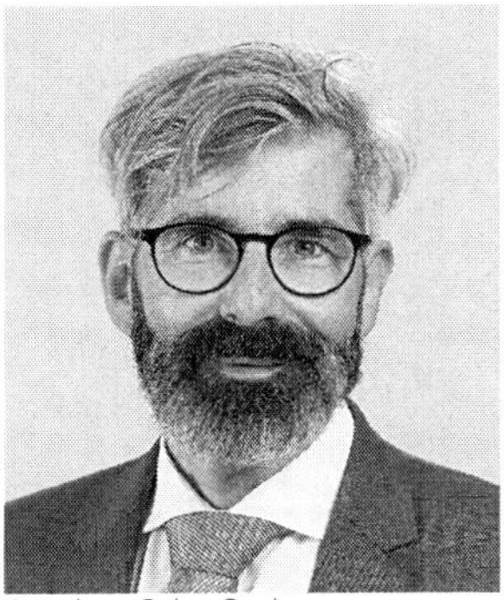

© Andreas Geber-Grothe

Andreas Gerber-Grothe, Prof. Dr., Ev. Theologie, Humanmedizin, Gesundheitsökonomie. Direktor Departement Gesundheit der Zürcher Hochschule für Angewandte Wissenschaften ZHAW, Professor für Gesundheitsökonomie und Versorgungsforschung, Präsident VFWG.

Ronja Behrend & Katharina Scheel

Aufbauarbeit mit klarem Blick in die Zukunft: Studiengang Physiotherapie an der Fachhochschule Kiel – die Jahre 2002–2012

Rund 100 Jahre nach Gründung der Johann Hermann Lubinus Schule für Physiotherapie als erste Ausbildungsstätte für Heilgymnastik in Kiel wurde erneut Wegweisendes für den Standort beschlossen: Es sollte ein Studiengang eingerichtet werden, der es den Physiotherapieschüler:innen zusätzlich ermöglicht, einen Bachelorabschluss in Physiotherapie zu erwerben. Im Gegensatz zu den Hochschulen Osnabrück und Hildesheim, die damals ebenso Studiengänge für die Disziplin einrichteten, sollte der Studiengang in Kiel ausbildungsintegrierend angeboten werden. Den finanziellen Vorstoß gab die Stiftungsprofessur des Lubinus Clinikums in Kiel im Sinne einer Anschubfinanzierung für drei Jahre.

Zum Start des Studiengangs im Wintersemester 2001/2002 mit 20 Studienplätzen fehlte diese wichtige Professur allerdings noch. Das machte sich bei vielen inhaltlichen und organisatorischen Fragen des Studiengangs Physiotherapie (anfangs Bachelor of Arts, seit 2007 Bachelor of Science) bemerkbar. So waren alle Studierenden, die Lubinus Schule und auch der Fachbereich Soziale Arbeit und Gesundheit an der FH Kiel froh, dass Heidi Höppner, die selbst Physiotherapeutin ist, zum Sommersemester 2002 berufen wurde und am 1. Mai 2002 die Physiotherapieprofessur in Kiel antrat. Sie sollte diese Position für zehn Jahre bis zum Ende des Sommersemesters 2012 innehaben und in dieser Pionierrolle wichtige Weichen für die Akademisierung der Physiotherapie in Kiel und Deutschland stellen.

In den nächsten Jahren folgte viel Aufbauarbeit: Das Curriculum wurde ausgestaltet und das bio-psycho-soziale Modell sowie die Verbindung der Physiotherapie zu den Gesundheitswissenschaften als Kernmerkmale herausgestellt. Die Kooperation zwischen Fachhochschule und Berufsfachschule wurde aufgebaut und es standen Akkreditierungen und Verhandlungen um Kooperationsverträge an, aber vor allem musste Lehre ausgestaltet und die Studierenden auf ungekanntem, akademischem Terrain begleitet werden.

> *„Viele Strukturen und Abläufe [waren] noch nicht eingefahren. Das war in Teilen anstrengend, manchmal etwas chaotisch, aber […] auch sehr bereichernd, Dinge mitgestalten, verändern und ausprobieren zu können. Für uns war bei all den vielen Diskussionen gar nicht immer nachvollziehbar, warum die Dinge, die wir im Studium lernten, so anders sein sollten, als das Vorherige. Das Neue Denkmodell, Evidenzbasierung etc. – der „Praxisschock“ kam dann später, aber Heidi Höppner hat versucht, ihn zu begleiten.“* (Corinna Byner, Kohorte 2002-2005, Studiengangskoordinatorin von 2007-2010 des Physiotherapiestudiengangs an der FH Kiel)

Neben dem Aufbau des Studiengangs war es Heidi Höppner aber ebenso wichtig, die Physiotherapie an der FH Kiel zu verankern und in den Fachbereich einzubinden. Zur Unterstützung des Studiengangs wurde ein externer Beirat gegründet, der aus Studierenden, Hochschul- und Fachschulvertreter:innen und Vertreter:innen der Versorgungspraxis bestand. Dieser tagte einmal pro Semester und stand dem neuen Studiengang beratend zur Seite und sollte dem Theorie-Praxistransfer dienen.

Besondere Meilensteine in den Jahren von 2005-2008 waren die Berufung einer zweiten Professur, die durch Hauke Mommsen besetzt wurde, und die schrittweise Erhöhung der Studienplätze von 20 auf 40. Mit der zweiten Professur und der Erhöhung der Studienplätze ging die Öffnung des Modells für zwei weitere Kooperationsschulen – der Physiotherapieschule in Damp und der Physiotherapieschule in Itzehoe – zum Wintersemester 2007/2008 einher. Auch die Einrichtung einer Koordinationsstelle für den Physiotherapiestudiengang – zunächst besetzt durch Corinna Byner (2007-2010) und später durch Ronja Behrend (2010-2013) – war ein wichtiger Baustein, der der zunehmenden Größe und Komplexität des Studienmodells Rechnung trug. Ein besonderer Meilenstein war zudem die Eröffnung einer Physiotherapiepraxis im Jahr 2006, die aus einem Projekt des Studiengangs heraus entstanden ist. Die „CampusPaxis“ wurde bis 2012 vom Verein Campus-Praxis-Gesundheit e. V. getragen, hatte Räumlichkeiten an der Fachhochschule gemietet und wurde von drei Absolvent:innen der ersten Kohorte des Studiengangs geführt.

> *„Heidi Höppner hatte Energie für zwei, wollte innovieren, vieles mit und neu gestalten. Nicht alle kamen bei ihrem Tempo mit bzw. konnten ihre*

Aufbruchstimmung teilen. Die CampusPraxis, Neuerungen in der Hochschule, Ideen für neue Forschungsansätze, sehr aktive Berufspolitik, Unterstützung anderer Hochschulstandorte, Forschungsfrei-Semester – Heidi Höppner brachte sich [...] überall ein.“ (Corinna Byner)

Kooperation als zentrales Motiv

Bei der inhaltlichen und strukturellen Aufbau- und Weiterentwicklungsarbeit setzte Heidi Höppner von Beginn an auf eine gute Kooperation mit den Berufsfachschulen und pflegte einen regelmäßigen Austausch mit den Schulleiterinnen Kirsten Kallmeier (Schulleitung Lubinus Schule), Ingeborg Holla-Dettmer (Schulleitung Physiotherapieschule in Damp) sowie Meike Meewes und Silke Skibbe (Schulleiterinnen der Physiotherapieschule in Itzehoe). Gerade für kooperative Studiengangsmodelle hat Heidi Höppner eine respektvolle und positive Zusammenarbeit als einen Gelingensfaktor identifiziert. So gab es vor allem in den ersten Jahren viele gegenseitige Besuche, das Einbinden der Schulleitungen in den Beirat und Austausch bei wegweisenden Entscheidungen.

Heidi Höppner war in ihrer gesamten beruflichen Laufbahn sensibel für die große Bedeutung einer guten Kooperation. Während der praktischen Arbeit als Physiotherapeutin pflegte sie die Kooperation mit den Kindern, Angehörigen und anderen Gesundheitsberufen. In Kiel stand die Kooperation mit den Berufsfachschulen, den anderen Professor:innen des Fachbereiches, aber auch Praxisvertreter:innen und der Politik im Mittelpunkt. Nach ihrer Zeit an der FH Kiel sollten sich die Interprofessionelle Lehre und Zusammenarbeit als Schwerpunktthemen durch ihr berufliches Wirken ziehen.

„Heidi Höppner tauscht nicht nur Informationen aus, sie lässt sich voller Respekt für die Kommunikationspartner:innen auf deren Perspektiven ein und wägt diese mit den eigenen, stets begründeten Einsichten ab. So entsteht Gemeinsames. Verwoben ist dieser Modus des Umgangs mit aufrichtiger Freundlichkeit und Fröhlichkeit. Sie hatte, um das Studienangebot zu etablieren, manche organisationinterne Hürde zu nehmen. Ihr energiegeladener Marsch durch Fachbereiche und Gremien zeigte Erfolge [...].“ (Prof. Dr. Hans Klaus, Professor am Fachbereich Wirtschaft der FH Kiel, emeritiert)

Trotz immenser Aufbauarbeit verlor Heidi Höppner nie ihre Ziele aus dem Blick. Bei allem was sie tat war doch immer die Frage: Wie kann mein Handeln im Jetzt die Zukunft der Physiotherapie gestalten? Wie kann die Akademisierung der Physiotherapie vorangebracht werden? Und so war ihr – neben dem großen Thema der Interprofessionalität/Kooperation – die Zukunftsgewandtheit und das Gestalten der Physiotherapie und ihrer Akademisierung eine Herzensangelegenheit. Nach dem Motto „Tue Gutes und sprich darüber" suchte sie den Austausch, aber auch die Bühne, um die Physiotherapie immer wieder ins (berufspolitische) Gespräch zu bringen. Ihr Engagement im „Hochschulverbund Gesundheitsfachberufe (e. V.) HVG" und bei „Hochschulen für Gesundheit" waren nur einige der zahlreichen Aktivitäten die Heidi ausübte, um die Akademisierung der Physiotherapie voranzubringen. So wurden die Meilensteine des Studiengangs an der FH Kiel groß begangen, um einerseits diejenigen zu feiern, die beteiligt waren, aber gleichzeitig die Signalwirkung und Strahlkraft solcher Veranstaltungen zu nutzen. Anlässlich der ersten Kieler Absolvent:innen wurde am 9. Mai 2005 ein Symposium mit 100 Teilnehmenden zum Thema „Wer seine Wurzeln kennt kann wachsen – Die Physiotherapie in Deutschland am Wendepunkt" veranstaltet. Noch größer wurde am 24. März 2012 das zehnjährige Jubiläum des Studiengangs mit einer Tagung unter dem Titel „Welche Therapeut:innen braucht das Land? Qualität und Sicherung der Physiotherapie von morgen" gefeiert, an der rund 300 Personen teilnahmen.

> *„Viele dieser Gedanken konnten später fruchtbar werden in Projekten der Hochschulrektorenkonferenz, die zu einem allgemeinen Qualifikationsrahmen für deutsche Hochschulabschlüsse und auch zu Fachqualifikationsrahmen für Gesundheitsstudiengänge führten. Diese manifestieren, dass therapeutische Kompetenz neben bloßem Wissen auch Verstehen, Anwendung und Erzeugung von Wissen, kritisch-wissenschaftliches Selbstverständnis / Professionalität sowie Kooperation und Kommunikation umfasst."* (Prof. Dr. Hans Klaus)

Während der zehn Jahre, die Heidi Höppner die Professur für Physiotherapie an der FH Kiel innehatte, hat sich der Studiengang enorm entwickelt: Statt einer waren nun drei kooperierende Berufsfachschulen dabei, die Studienplatzzahlen wurden erhöht, knapp 100 Studierende haben erfolgreich ihren

Bachelorabschluss erworben, der Beirat sorgte für einen gelungenen Theorie-Praxis-Transfer und durch die Veranstaltungen und Heidi Höppners berufspolitisches Engagement gab es viel Aufmerksamkeit für den Studiengang in Kiel und die Akademisierung der Physiotherapie.

So ging es in Kiel weiter

Nach dem Weggang von Heidi Höppner an die Alice Salomon Hochschule in Berlin musste sich der Studiengang Physiotherapie in Kiel neu positionieren. Zunächst als dritte Professur neben Heidi Höppner und Hauke Mommsen gedacht, wurde Katharina Scheel nun die Nachfolge auf der Professur von Heidi Höppner. Damit zog ein anderes inhaltliches Profil in den Studiengang Physiotherapie ein und die Fragen nach der zukünftigen Ausrichtung stellten sich neu: Welche inhaltlichen Schwerpunkte sollen zukünftig gesetzt werden? Welche Projekte sollen weiter bestehen bleiben? Und wie kann Physiotherapie in ihrer Interprofessionalität verstanden und gelebt werden, wenn es doch der einzige Gesundheitsstudiengang an der FH Kiel ist (und bis zum Jahr 2023 bleiben sollte)?

Inhaltliche Schwerpunkte im Studiengang wie das bio-psycho-soziale Modell, Gesundheitswissenschaften/Public Health und das Denkmodell von Anje-Hüter-Becker behielten natürlich ihren Platz im Curriculum, haben aber hier und da eine andere Verortung und Bedeutung erfahren. Die Campus-Praxis, die Heidi Höppner eigentlich als Lehrpraxis für den Studiengang Physiotherapie angedacht hatte, konnte vor allem aus politischen und hochschulorganisatorischen Gründen nicht als solches weiterlaufen, wurde aber im Namen weitergeführt und dient bis heute einer standortnahen physiotherapeutischen Versorgung der Mitarbeitenden der FH Kiel. Die Gedanken zur Interprofessionalität wurden eins zu eins fortgeführt, z. B. durch die Zusammenarbeit mit dem Fachbereich Wirtschaft in Fragen des Betrieblichen Gesundheitsmanagements, die Heidi Höppner gemeinsam mit einem Kollegen, Prof. Hans Klaus, initiierte. Auch die Konzeption verschiedener interdisziplinärer Studiengänge und der Versuch die Pflege an die FH Kiel zu holen, starteten mit Heidi Höppner und führte schließlich 2023, zehn Jahre später, mit der ersten Aufnahme von Pflegestudierenden an der FH Kiel zum Erfolg.

Die Zukunft

Heidi Höppner hat durch ihre Aufbauarbeit in Kiel inhaltliche Schwerpunkte für einen Physiotherapiestudiengang gesetzt und ein Beispiel geschaffen, wie ein ausbildungsintegrierendes Modell funktionieren kann. Hierbei ist die (berufs-)politische Signalwirkung und Inspiration eines funktionierenden Studiengangmodells nicht hoch genug zu bewerten hinsichtlich der späteren Entwicklungen in Richtung primärqualifizierender Studiengänge. Zudem hatte sie einen enormen Einfluss und eine Vorbildfunktion für die Kieler Studierenden: Zu einer Zeit in der es eben nicht selbstverständlich war Physiotherapie zu studieren, war sie eine Förderin, ein Vorbild, aber auch Sinnbild für einen damals noch nicht zu greifenden Möglichkeitsraum, der sich den Lernenden durch ein Studium eröffnen kann.

> *„Heidi Höppner hat eine entscheidende Rolle in meinem beruflichen Werdegang gespielt und spielt diese nach wie vor. Schon während meiner Studienzeit habe ich ihren Blick über die Grenzen der Physiotherapie hinaus besonders geschätzt. […] Ich bin überzeugt, dass ich einen Teil meines kritischen Denkens Heidi zu verdanken habe. […] Zu erkennen, wie maßgeblich sie meine Entwicklung geprägt hat, fühlt sich an wie das harmonische Drehen eines Rades, das nicht nur einmal, sondern mehrfach in Bewegung geraten ist – eine runde Sache.“* (Pia Natalie Gadewoltz, Kohorte 2006-2009, wissenschaftliche Mitarbeiterin – Koordination Interprofessionalität, Medizinische Fakultät OWL, Universität Bielefeld)

> *„Heidi Höppner hat mir immer Mut gemacht, Dinge zu verändern, neue Wege zu gehen und Strukturen zu hinterfragen. Ich habe mich schon von Beginn an berufspolitisch engagiert, wollte in den Austausch kommen und mich vernetzen – das hat sie […] sehr unterstützt. […] Die Möglichkeit, nach dem Studium Koordinatorin des erweiterten Kieler Modells zu werden, verdanke ich auch Heidi Höppner – das war eine ganz wichtige, lehrreiche und prägende Erfahrung.“* (Corinna Byner)

> *„Ihr Blick für die Metaebene und ihr politisches Engagement haben mich immer erreicht und bis heute geprägt.“* (Andrea Heinks, Kohorte 2006-2010, Ärztin, Physiotherapeutin M. Sc.)

So wirkt der Einfluss von Heidi Höppner auf die deutsche Physiotherapie auf unterschiedliche Weise: Sie hat einerseits Erfahrungen generiert und Strukturen geschaffen, die bis heute Einfluss auf die Entwicklungen der deutschen Physiotherapie haben. Andererseits hatte sie einen großen Einfluss auf die Kieler Absolvent:innen, die heutzutage – mit den Erfahrungen aus Kiel im Gepäck – eigene Karrierewege eingeschlagen haben und Einfluss auf Patient:innenleben, Ausbildungsstrukturen, politische Strukturen, Kliniken, Gremien, Berufspolitik u. v. m. ausüben.

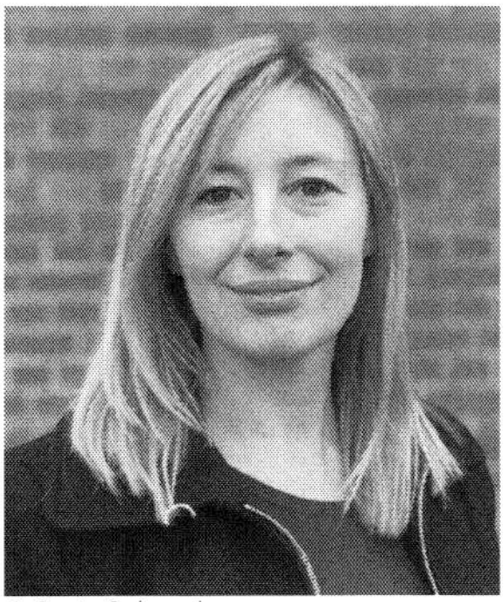
© Ronja Behrend

Ronja Behrend, Dr. rer. medic., Physiotherapeutin B. A., Management u. Qualitätsentwicklung im Gesundheitswesen M.Sc., ist wissenschaftliche Mitarbeiterin an der Charité – Universitätsmedizin Berlin, Prodekanat für Studium und Lehre, Arbeitsschwerpunkt: Interprofessionelles Lehren und Lernen der Gesundheitsberufe

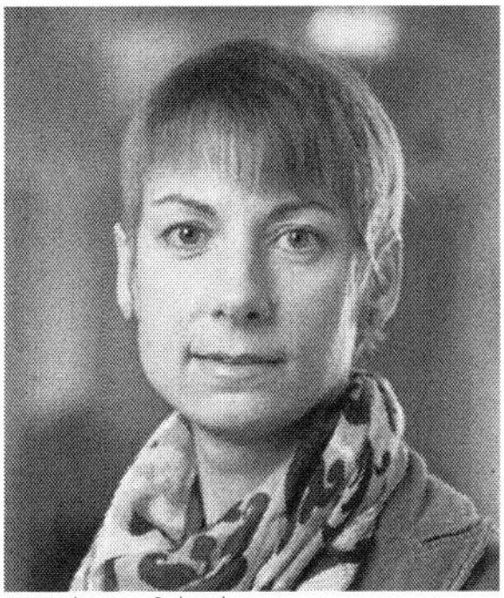
© Katharina Scheel

Katharina Scheel, Prof. Dr. (Fachhochschule Kiel) ist seit 2012 Professorin für Physiotherapie an der Fachhochschule Kiel und seit 2022 Gründungsdekanin des Fachbereichs Gesundheit. Davor war sie wissenschaftliche Mitarbeiterin im Bundesverband selbstständiger Physiotherapeuten (IFK e. V.).

Nadine Dressler

An der Mauer geht der Horizont auf

Einleitung

> *„Liebe Frau Dressler, die Studie war ein Gemeinschaftsprojekt von meiner Kollegin Dr. Eva-Maria Beck. Ich setze sie und eine interessierte Kollegin in Kenntnis und bitte um ihre Einladung bzw. Richtigstellung der Studienautorinnen. Freue mich auf den nächsten Donnerstag. LG Heidi Höppner"*

Das sind die Zeilen der Antwort auf meine Einladung zum Therapeut:innen Stammtisch am 21. Februar 2019 Berlin (TSB) und der Anfang meiner Begegnung mit Professorin Dr. Heidi Höppner, die durch ihre respektvolle, bestimmte, vernetzende und lösungsorientierte Art eine prägende Rolle für mich spielt. Diese Begegnung inspiriert in der Entwicklung und motiviert zum Engagement.

Die Brandbriefe – eine sozialwissenschaftliche Studie, also „endlich handfeste Informationen" (Mischner & Höppner, 2019), ohne die es für die Wissenschaft unmöglich gewesen wäre, die Problemlage in der Berufsausübung der Physiotherapeut:innen im Ergebnis mit fünf Kernkategorien so klar zu benennen, wie es mithilfe der Brandbriefe und der qualitativen wissenschaftlichen Auswertung von Dr. Eva-Maria Beck und Prof. Dr. Heidi Höppner möglich gemacht wurde (Höppner & Beck 2019; Mischner & Höppner 2019). Das bietet nahezu eine präzise Perspektive auf die Herausforderungen in der Heilmittelbranche.

Dicke Bretter bohren, das geht nur gemeinsam – Brandbriefe am Stammtisch

Diese Studie analysiert nahezu 1.000 Brandbriefe der Initiative „Therapeuten am Limit" und dokumentieren Missstände in der Heilmittelbranche, wie die schlechte Vergütung, fehlende Anerkennung und daraus resultierende Berufsflucht. Weiterhin hebt die Studie die prekäre Lage der Heilmittelerbringenden und die Auswirkungen auf die Patient:innenversorgung hervor. Aus dem gesamten Bundesgebiet sind die Brandbriefe im Zuge einer Aktion der „Therapeuten am Limit" entstanden, die durch Heiko Schneider und seinen Brandbrief der ersten Stunde an das Bundesgesundheitsministerium im März 2018 initiiert wurde (Höppner & Beck, 2019, vgl. auch den Beitrag Brünger & Donner im vorliegenden Band). Aus der Protestaktion ist im Laufe des Jahres 2018 eine deutschlandweite Bewegung geworden.

Selbst gehöre ich als Therapeutin am Limit der Bewegung an; empört und unzufrieden über die fehlende gesellschaftliche Anerkennung unserer Arbeit und die mangelhafte Vergütung, über die „Zertifikatsmafia", über wenig berufspolitische Transparenz und zu viel Uneinigkeit und einer somit unhörbaren Stimme unserer Berufsverbände. All das ruft das Gefühl wie „die Karre in den Sand gefahren" und Protestaktionen (Demonstrationen, Kreideaktion, Brandbriefe, Fahrradtour, Protestsong (2019), Twitter Gewitter u.v.m.) sowie Engagement hervor, mit dem Ziel, Aufmerksamkeit in der Politik zu erregen. Am 7. November 2018 initiierte ich den Therapeut:innenstammtisch Berlin (TSB), der ein interdisziplinäres und berufspolitisches Format verfolgt, das darauf abzielt, bundesweite Akteur:innen aus Politik, Wissenschaft, Berufspolitik und Therapieberufen zusammenzubringen. Ziel ist es, Netzwerke zu schaffen, um eine starke Einheit aller Berufsvertretenden der Heilmittelbranche gegenüber dem Gesetzgeber zu formen.

Zu dieser Zeit nehmen neben den Therapeut:innen diverse Gäste teil, wie z. B. amtierende Mitglieder des Bundestages Dr. Roy Kühne (CDU), Dr. Achim Kessler (Die Linke) und Maria Klein-Schmeink (Bündnis 90/Die Grünen, vertreten durch eine wissenschaftliche Mitarbeiterin). Ebenfalls vertreten sind Vorstände von Berufsverbänden der Logopäd:innen, Ergotherapeut:innen, Physiotherapeut:innen und Podolog:innen, sowie Initiator der Brandbriefe Heiko Schneider und sein Team, und Prof. Dr. Heidi Höppner. Politiker an diesem Tisch geben uns den Eindruck, die Signale dieser Studie wahrzunehmen und in den laufenden Verhandlungen zum Termin-Service- und Versorgungsgesetz (TSVG, BMG, 2019) zu berücksichtigen.

Das Neue Denkmodell in der Physiotherapie Band 2

Unser erster Gesprächs Anknüpfpunkt in einer kurzen und persönlichen Bekanntmachung meinerseits und Heidi ist *Das Neue Denkmodell in der Physiotherapie,* ein zwei-bändiges Fachbuch, herausgegeben von Antje Hüter-Becker

(2005), das uns miteinander verbindet. Heidi beschreibt den zweiten Band als Rarität und hebt die Bedeutung von Antje als Wegbereiterin der Physiotherapie hervor, deren Einfluss auf die Berufspolitik und Ausbildung nachhaltig war.

Ich erinnere mich an Heidis ermutigende Worte und ihre Empfehlung, den interdisziplinären Studiengang (AddIS) an der Alice Salomon Hochschule Berlin (ASH) zu besuchen, was den Weg in meiner beruflichen Weiterentwicklung ebnet: *„Frau Dressler, Sie gehören in den AddIS Studiengang. Studieren Sie! Mir hat damals das Studium geholfen, die Probleme mit präzisen Worten zu schildern und an die Verantwortlichen zu adressieren."* Dass Weiterentwicklung unserer Profession durch die Veränderung der Bildungsstruktur und mit ihr eine Kompetenzerweiterung für die Rollen- und Berufsausübung wichtig ist, um Ansätze zu Problemlösungen wahrzunehmen, darüber herrscht Einigkeit von der ersten Minute unserer Begegnung.

Die letzte Lebensphase von Antje fällt in die neue Zeit mit Studienmöglichkeiten in der Physiotherapie seit 2001. Ab dann nimmt Heidi den Kurs auf, und erfreute sich an der Begleitung von Antje bis 2016, zu ihrem Nachruf (Höppner, 2016a). Die deutsche Physiotherapie verlor mit Antje Hüter-Becker eine bedeutende Kollegin, die unvergleichlich die Geschichte der Krankengymnastik und Physiotherapie in Deutschland beeinflusst hat. Persönlich trauert Heidi um eine „Schwester im Geiste" – um eine Freundin und Mentorin, wie Heidi (2016a) ihre Verbindung zu Antje Hüter-Becker zu dieser Zeit beschreibt. Besonders und schätzenswert hebt Heidi in ihrem Nachruf (ebd.) auf Antje hervor, dass sie sich berufspolitisch eingemischt hat und – ganz preußisch –Verantwortung und Verlässlichkeit zu ihren wichtigen Tugenden gehörten. So prägte sie in unterschiedlichen Rollen viele Jahre Bildungs- und Berufspolitik für die Gesundheitsberufe in Deutschland; Personenkult und Sentimentalität jedoch waren ihr zuwider, und so verweist sie uns optimistisch aber auch bestimmt an die Arbeit: „Die Physiotherapie, die es in ihrer gut 100jährigen Geschichte geschafft hat, unvorhersehbare Situationen zu meistern, wird auch die Probleme des nächsten Jahrhunderts flexibel und einfallsreich zu lösen verstehen" (zitiert in Höppner, 2016a). Die deutsche Physiotherapie verliert eine bedeutende Gestalterin unseres Berufes, eine Visionärin, eine mutige kluge Frau, Kollegin und auch Freundin – so schreibt Heidi (2016a) in dankbarer Erinnerung an Antje Hüter-Becker.

Additiver Interdisziplinärer Studiengang (AddIS)

Das AddIS-Programm an der Alice Salomon Hochschule Berlin (ASH Berlin) startete im Sommersemester 2016. Es handelt sich um eine additive interdisziplinäre Studienform, die auf Berufserfahrung aufbaut.

Die Besonderheiten von AddIS, das mit einem Bachelor of Science abschließt, ist neben der berufsbegleitenden interdisziplinären Studienform auch der konsequente didaktisch/methodische Ansatz an bereits vorhandene Kompetenzen (Höppner, 2016b). Die ASH Berlin legte dabei schon früh Wert auf Interprofessionalität und die stärkere akademische Qualifizierung in diesen Gesundheitsberufen (ebd.).

Ein Studium, so Heidi (2016b) stellt andere Anforderungen an Berufserfahrene als in der Primärqualifikation. Für „gestandene" Therapeut:innen geht es nicht um eine therapeutische Handlungskompetenz, sondern um ein „konstruktives Infragestellen" ihrer beruflichen Identität und Handlungspraxis. Das verunsichert und es braucht Vertrauen in den produktiven Prozess eines Studiums. Der monetäre Lohn bleibt noch aus. Der Arbeitsmarkt hält bis heute nicht die Anerkennung für studierte Therapeut:innen bereit, z. B. in Form selbstverständlicher tariflicher Einstufungen nach einer hochschulischen Ausbildung. Es stehen viele interessante neue Aufgaben bevor. Ein Studium wird häufig – auch durch neue Kontakte und Vernetzung – als wesentliche berufsbiografische aber auch persönliche Etappe bilanziert (Höppner, 2016b). In diesem Studiengang lerne ich Heidi Höppner als Professorin, Inspiration, Coach und Managerin kennen.

Respekt und Dank

Heidi Höppner führt das Erbe von Antje Hüter-Becker fort und erweitert die Physiotherapie auf interprofessioneller Ebenen (Höppner, 2016a; 2016b; 2021b; 2023; 2024; Höppner & Sottas 2020). Mit ihrer Erfahrung als medizinische Fachangestellte, Physiotherapeutin, Soziologin sowie Gesundheitswissenschaftlerin nutzt sie ihr Netzwerk im Gesundheitssystem, um Probleme systemisch zu vermitteln und zur Professionalisierung beizutragen. Für Studierende und in der Politik kann sie besonders gut Zusammenhänge von Problemen und Herausforderungen auf einer systemischen Ebene vermitteln (Höppner, 2021a; Höppner, 2024).

Als Resultat aus den Brandbriefen beispielsweise wünscht sie sich umfassende Studien zur Arbeitssituation von Heilmittelerbringenden, mit dem Ziel der Qualitätssicherung in der Versorgung und setzt sich für gesetzliche Rahmenbedingungen ein, die Physiotherapie als festen Bestandteil der Gesundheitsversorgung zu etablieren und weiterzuentwickeln (Mischner & Höppner; 2019).

Erfreulicherweise kann seit 2020 auf eine zunehmende Schulgeldfreiheit (BT 2024), Entkopplung der Vergütungsanpassung von der Grundlohnsumme, Honorarvereinheitlichung (GKV-SV, 2021) und auch ein anfänglicher Schritt in die Handlungsautonomie mittels Blankoverordnung (KBV 2024), geblickt werden.

Essenziell ist, dass die Physiotherapie nicht dem freien Markt überlassen wird. Stattdessen ist es entscheidend, die Physiotherapie an aktuelle Bedürfnisse anzupassen und zukunftsfähig zu machen und sie als unverzichtbaren Teil des Gesundheitssystems für alle zu sichern. Dazu gehört, systemisch gewollte und nachgefragte, erweiterte und neue Kompetenzen in die Berufsqualifikation zu integrieren. (Höppner, 2021a)

Heidi Höppner vermittelt und vertritt eine starke Vision (Höppner, Kühnast & Winkelmann, 2020; Höppner 2021a; Höppner 2023; Höppner 2024), die mir in Zeiten beruflicher Unsicherheit Vertrauen, Mut und Zuversicht schenkt, mein Potenzial für das System weiterzuentwickeln und gewohnte Praktiken infrage zu stellen. Ihre Unterstützung „die Kuh endlich vom Eis zu holen", insbesondere bei meiner Empörung und der daraus folgenden kritischen Auseinandersetzung mit dem Zertifikatswesen in der Physiotherapie im Rahmen meiner Bachelorarbeit, war ein persönlicher Befreiungsschlag und hat meine berufliche Entwicklung beachtlich vorangebracht. Diese inspirierende Begegnung empfinde ich als einen wertvollen Schatz, der nachhaltig prägt und motiviert. Liebe Heidi, herzlichen Dank!

Literatur

BMG. (2019). Terminservice- und Versorgungsgesetz (TSVG). Abgerufen am 11. Oktober 2024, von https://www.bundesgesundheitsministerium.de/terminservice-und-versorgungsgesetz#:~:text=Patientinnen%20und%20Patienten%20sollen%20schneller,2019%20in%20Kraft%20getreten%20ist

Deutscher Bundestag. (2024). Zur Umsetzung der Schulgeldbefreiung in Gesundheitsfachberufen (WD 9 – 087/23). Abgerufen am 11. Oktober 2024, von https://www.bundestag.de/resource/blob/1001838/4d724d98d336e4c49 2721f12427fd660/WD-9-087-23-pdf.pdf

GKV Spitzenverband. (2021). Das E-Magazin des GKV-Spitzenverbandes: Bundesvertrag Physiotherapie. Abgerufen am 11. Oktober 2024, von https:// www.gkv-90prozent.de/ausgabe/24/meldungen/24_bundesvertragphysio therapie/24_bundesvertragphysiotherapie.html

Hüter-Becker, A. (Hrsg.). (2005). *Das Neue Denkmodell in der Physiotherapie Band 2: Bewegungsentwicklung, Bewegungskontrolle.* Thieme Verlag.

Höppner, H. (2016a). Nachruf Antje Hüter-Becker. *Physioscience, 12*(1–2). https://doi.org/10.1055/s-0035-1567119

Höppner, H. (2016b). Mit Berufserfahrung studieren. Alice Salomon Hochschule Berlin. Abgerufen am 11. Oktober 2024, von https://alice.ash-berlin.eu/lernen-lehren/mit-berufserfahrung-studieren/

Höppner, H., & Beck, E.-A. (2019). Auswertung Brandbriefe. Abgerufen am 11. Oktober 2024, von https://alice.ash-berlin.eu/forschung/prekaere-situation-der-heilmittelbranche-studie-wertet-brandbriefe-der-bewegung-therapeu ten-am-limi/

Höppner, H. (2021a). Physiotherapie in der Gesundheitsversorgung in Deutschland heute und morgen – zwischen Prekarisierung und Wachstum. In R. Kühne, J. Graalmann, & F. Knieps (Hrsg.), *Die Zukunft der Gesundheits(fach)berufe. Mehr Kompetenzen – mehr Verantwortung* (S. 111–126). Medizinische Wissenschaftliche Verlagsgesellschaft.

Höppner, H. (2021b). Physio-, Ergotherapie und Logopädie: Neuausrichtung – Reset – Neustart. In B. Klapper & I. Cichon (Hrsg.), *Neustart! Für die Zukunft unseres Gesundheitswesens* (S. 435–440). Robert Bosch Stiftung. Medizinische Wissenschaftliche Verlagsgesellschaft.

Höppner, H. (2023). Therapeut_innen als Partner_innen in der interprofessionellen Gesundheitsversorgung. *Gesundheits- und Sozialpolitik, 77*(2), 32–37.

Höppner, H. (2024). Interprofessionalität und Interdisziplinarität in der hochschulischen Bildung sind für mich wesentliche Schlüssel für Veränderungen. *Alice, Nr. 46*, 38–40.

Mischner, J., & Höppner, H. (2019). „Endlich handfeste Informationen" – Wissenschaftliche Auswertung der Brandbriefe. *Physiopraxis.* https://doi.org/10.1055/a-0892-2810

Höppner, H., & Sottas, B. (2020). Entwicklung von Berufen im Gesundheitswesen: Bildungsinvestitionen im Spannungsfeld von Innovation und Tradition. In V. Amelung, S. Eble, R. Sjuts, T. Ballast, H. Hildebrandt, F. Knieps, R. Lägel, & P. Ex (Hrsg.), *Die Zukunft der Arbeit in der Gesundheitsversorgung* (S. 249–261). Medizinische Wissenschaftliche Verlagsgesellschaft.

Höppner, H., Kühnast, P., & Winkelmann, C. (Hrsg.). (2020). *Potenziale der Physiotherapie erkennen und nutzen: Von der Kompetenz zur Performanz in der Gesundheitsversorgung.* Medhochzwei Verlag.

KBV. (2024). Blankoverordnung ab November auch für Physiotherapie möglich. Abgerufen am 11. Oktober 2024, von https://www.kbv.de/html/1150_71468.phpe

Therapeuten am Limit. (2019). Protest-Song: Spahnsinn #WirSindHeiko #TherapeutenWerdenLauter. *YouTube.* Abgerufen von https://youtu.be/7LT_nOhvIk

Zalpour, C. (Hrsg.). (2010). *Springer Lexikon Physiotherapie. Essay: Geschichte der Physiotherapie – Vom Hilfsberuf zur Profession.* Berlin: Springer.

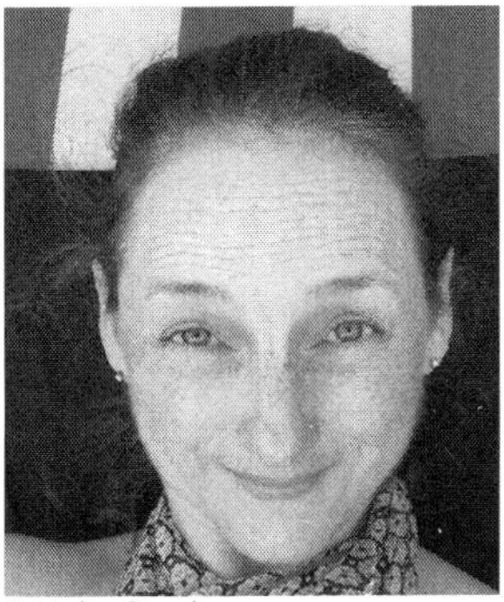

Nadine Dressler, Physiotherapeutin (B. Sc.), 20 Jahre Berufserfahrung, Masterstudentin in „Management und Qualitätsentwicklung im Gesundheitswesen" (M. Sc.), arbeitet in Praxis, betrieblicher Gesundheitsförderung und Projekten. Initiatorin des interdisziplinären „Therapeut:innen Stammtisch Berlin" für berufspolitischen Austausch.

Meike Meewes

Bewegende Jahrzehnte

Liebe Heidi, wir kennen uns Jahrzehnte und es ist mir eine besondere Freude und Ehre für Dich diese Zeilen zu verfassen und Dir für Dein außergewöhnliches Engagement zu danken.

Wir lernten uns 1980 in Damp (Schleswig-Holstein) kennen, beide waren wir in der Ausbildung zur – damals noch – Krankengymnastin. Vier Dekaden, in denen „Bewegung“ unser gemeinsames professionelles Handeln bestimmt hat. Eigenbewegung, bewegt werden, Bewegung initiieren, Bewegung automatisieren, Bewegung dekonstruieren, rekonstruieren, Bewegung verhindern, Bewegung denken und auch bewegt denken. Stillstand gehörte eindeutig nicht zu Deinen Handlungsoptionen.

Beide haben wir uns nach der Ausbildung für eine Tätigkeit in der Pädiatrie entschieden. Die besondere Arbeit mit den Kindern hat uns geprägt. Dir hat die Arbeit mit den Kindern und deren Familien früh zu der Erkenntnis verholfen, dass eine rein physiotherapeutische Intervention „nicht alles“ sein kann.

Das Bedürfnis nach einer fundierten Handlungsfähigkeit, die die Notlagen der Patient:innen komplexer erfasst und bedenkt, wurde für Dich zum Ansporn und zur Notwendigkeit, Dich umfassender mit dem zu befassen, was sich hinter dem „nicht alles“ verbergen könnte. Und so hast Du studiert, promoviert und wurdest zur Professorin berufen.

Im Jahr 2002 folgtest Du dem Ruf und nahmst die erste ordentliche Professur für Physiotherapie an der Fachhochschule Kiel, in enger Kooperation mit der Lubinus Klinik an. Dies war nicht nur für Dich persönlich ein entscheidender Schritt, sondern auch für die gesamte Physiotherapie-Community wegweisend.

Wir trafen uns 2007 an der Fachhochschule Kiel wieder. Zu diesem Zeitpunkt wurde der Studiengang für weitere Schulen der Physiotherapie in Schleswig-Holstein geöffnet. So wurden wir, die Schule für Physiotherapie an der Akademie für Gesundheit und Sozialberufe, neben der Physiotherapieschule der Lubinus Klinik Kiel und der Schule für Physiotherapie in Damp Kooperationspartner. Dies war ein Meilenstein für das Flächenland Schleswig-Holstein. Die drei auf das Land verteilten Schulen konnten nun Ihren Lernenden neben der Berufsfachschulausbildung die Möglichkeit bieten, Physiotherapie zu studieren, mit dem Ziel reflektierte Praktiker:innen zu werden.

Es folgte eine Zeit innovativer Zusammenarbeit, die viel Beweglichkeit aller Beteiligten erforderte. Den Studierenden wurde abverlangt, sich zu unterschiedlichen Lernorten zu bewegen und nicht selten sahen sie sich vor das Problem gestellt, sich mit differierenden Lehrinhalten auseinander setzten zu müssen. Die Lehrenden sahen sich vor die Notwendigkeit gestellt, Bachelorabschlüsse zu absolvieren und beim Lehren den Schwerpunkt noch mehr auf evidenzbasierte Therapieverfahren zu legen. Und die Lehrenden der Fachhochschule kamen nicht umhin, sich mit der bestehenden Ausbildungs- und Prüfungsordnung zu beschäftigen und diese zu akzeptieren. Was für ein Move! Eine Choreografie, die durchaus noch ungelenke Bewegungen beinhaltete.

Dies alles mit dem Ziel reflektierte Therapeut:innen auszubilden, die eben nicht nur die körperlichen Strukturprobleme betrachten. Die physiotherapeutische Intervention sollte sich komplexer auf die individuellen Bedürfnisse der Patient:innen einstellen, um einen nachhaltigeren Therapieerfolg zu gewährleisten

Die Anerkennung eines bio-psycho-sozialen Gesundheitsverständnisses unter Betrachtung individueller Teilhabebedingungen wurde Dir zum tiefen professionellen Bedürfnis und Leitgedanken Deiner weiteren Arbeit.

Deine Leidenschaft und Entschlossenheit, die Entwicklung der Physiotherapie und der Ausbildung, bzw. des Studiums voranzubringen, bezogen sich nicht nur auf Deinen Arbeitsbereich. Einen wichtigen und gewichtigen Teil deiner unermüdlichen Arbeit hast Du der Professionalisierung der Physiotherapie gewidmet. Dieses Ziel hast Du Dein ganzes Berufsleben verfolgt und wirst wohl auch – nach meinem Eindruck – weiterhin die berufspolitischen Auseinandersetzungen und die Professionalisierung unseres großartigen Berufes, wo und wie es Dir möglich ist, weiterführen. Die Kolleg:innen aus den Berufsfachschulen wurden durch Deine Visionen und dein Engagement, selbst nach zaghaften Versuchen sich dem Wind entgegenzustellen, mitgerissen.

Dein unermüdlicher Einsatz für die Belange unseres Berufstandes ist unübertroffen und hinterlässt bleibende Spuren in Schleswig-Holstein und in unserer gesamten Community.

Gestützt wurde dies durch Deine Gabe, eine herausragende Netzwerkerin zu sein. Immer wenn Du auf jemanden trafst, der für die Anliegen unserer Berufsgruppe von Nutzen sein konnte, gab es kein Halten. Dies konnte ich mehrmals bei gemeinsamen Veranstaltungen beobachten. Du verfügst über das Talent, Beziehungen aufzubauen und Partnerschaften zu schmieden. Diese Fähigkeit hat nicht nur die Community in Schleswig-Holstein gestärkt, sondern auch die gesamte Branche in Deutschland beeinflusst. Du konntest zwischen der akademischen Forschung, klinischer Praxis und den politischen Entscheidungsträgern Brücken schlagen.

Du bist dabei für viele nicht nur Mentorin und Kollegin, sondern auch Freundin. Deine offene, wertschätzende Haltung hat es mir leicht gemacht, mich bei dir stets willkommen und geschätzt zu fühlen.

Dies alles habe ich in der Zeit an der FH Kiel und in persönlichen freundschaftlichen Treffen mit Dir erlebt. Bei einer unserer letzten Begegnungen vor meiner Entlassung in den Ruhestand, trieb mich die Frage um, wie es mit den mir bedeutsamen Arbeitsbereichen weiter gehen würde, meine To-do-Liste war noch sehr lang. Du hast mir geraten, Themenpakete zu packen und an die Menschen in den unterschiedlichen beruflichen Kontexten weiterzugeben. Dies in der Hoffnung, dass auch nach meinem Ausscheiden, die mir am Herzen liegenden Themen weiterverfolgt werden können. Das war ein kluger Rat!

Deine Emeritierung ist für mich der Anlass, dir meinen Dank auszusprechen. Für Deine langjährige Unterstützung, für deine Visionen, deine – durchaus manchmal auch anstrengende – Unermüdlichkeit und Deine Konsequenz. Du hast Generationen von Therapeut:innen inspiriert, geprägt und dazu ermutigt, positiven Einfluss auf die Gesundheitsversorgung zu nehmen.

Für Deinen Ruhestand wünsche ich Dir weiterhin Beweglichkeit für eine reiche Teilhabe in den Lebensbereichen und Arbeitsbereichen, die Dir wichtig sind.

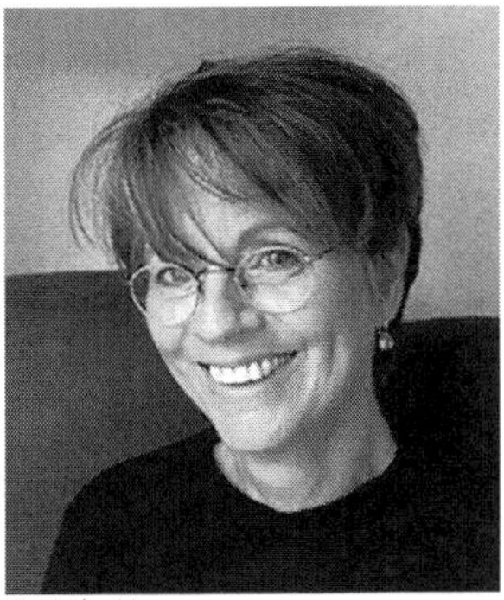
© Meike Meewes

Meike Meewes, Diplom Physiotherapeutin MHEd, seit Oktober 2023 im aktiven Ruhestand, vormals Schulleiterin der Physiotherapieschule des Klinikums Itzehoe, Kooperationsschule der Fachhochschule Kiel, Studiengang zum Master of Higher Education an der Universität Hamburg. Besonderes Interesse: Kompetenzorientierte Lehrtätigkeit in den Fachbereichen Pädagogik, Psychologie, Soziologie, Pädiatrie und didaktische Fundierung der fachpraktischen Ausbildung.

Erik Halm

Nachwuchsförderung – kontinuierlich, beharrlich und auf Augenhöhe

Ich weiß um das Wirken und die Bedeutung von Heidi Höppner für die Entwicklung der Physiotherapie in Deutschland aus den Erzählungen aus unterschiedlichen Perspektiven. Die Bedeutung wird mir ebenso offensichtlich, wenn ich ihre Vita betrachte. Dennoch fehlt mir der direkte Bezug, um das gesamte Ausmaß ihrer Bemühungen abschätzen zu können und mir fehlt der Vergleich mit einem „so war es früher in der Physiotherapie".

Im September 2009 habe ich mit meiner Ausbildung als Physiotherapeut angefangen, zu der Zeit war Heidi schon mehrere Jahre in der akademischen Bildung von Physiotherapeut:innen tätig und hat diese maßgeblich beeinflusst.

Unsere Wege haben sich das erste Mal auf dem Forschungssymposium Physiotherapie (FSPT) der Deutschen Gesellschaft für Physiotherapiewissenschaft (DGPTW) 2019 in Hildesheim gekreuzt. Ich erinnere mich sehr gut daran, dass Heidi laut und bestimmt alle Anwesenden aus Berlin aufgefordert hatte, sich vor der Posterwand des FSPTs für ein Gruppenbild aufzustellen. Da ich selbst aus Berlin bin, habe ich die Aufforderung auch auf mich bezogen und mich dazu gestellt. Etwas irritiert, aber freundlich, hat Heidi mich gefragt, ob ich in dem und dem Studiengang studierenden würde und ob ich diese oder jene Person wäre. Als ich das verneinte, hat sie weiter überlegt, es aber auf sich beruhen lassen. Ich wurde als Berliner auf dem Foto akzeptiert und in die Runde integriert, obwohl ich nicht zur ASH-Gemeinschaft gehörte. Heute muss ich feststellen, wie es mich beeindruckt hat, dass Heidi die Studierenden in ihren Kursen so gut kannte, um eine Erinnerung zu haben. In meiner Rolle als Lehrender an einer Universität muss ich ebenso beeindruckt anerkennen, dass sie sich als Professorin an Studierende aus Bachelorstudiengängen erinnerte und versuchte, mich zuzuordnen. Ich habe erlebt, dass das eine sehr schätzenswerte Ausnahme unter Professor:innen ist.

Heidi ist mir dann wenige Wochen später wieder begegnet und seitdem ist sie ein fester Bestandteil und kontinuierliche Impulsgeberin für mich geworden. Auf dem Forschungssymposium 2019 in Hildesheim war Dave Nicholls (Auckland University of Technology, NZ) ein Keynote Speaker und hat dort einen für viele beeinflussenden Vortrag gehalten. Darin hat er auch für das „Critical Physiotherapy Network" geworben und zu einem Treffen eingeladen. Filip Maric von der Nordic University Tromsö (NOR) hat in diesem Treffen „nebenbei" die Gründung der deutschsprachigen Sektion des CPNs (das dCPN) initiiert und zur Vernetzung kritischer Physiotherapeut:innen aus dem deutschsprachigen Europa beigetragen. Und es ist vermutlich für viele, die Heidi schon so viele Jahre begleiten, wenig verwunderlich, dass sie sich seitdem aktiv in die Netzwerkarbeit einbringt.

Neben dem fachlichen Austausch und der großen Expertise, die Heidi in die Treffen einbringt, erinnere ich mich auch an ihre große Besonnenheit und Geduld bei Diskussionen, Dissens und Unklarheiten. Immer mit dem Ziel, alle Anwesenden in ein Boot zu holen und dort abzuholen, wo sie gerade stehen. Auch bei der ersten Publikation des dCPNs und der Phase des „aus der Deckung wagens", war sie maßgebend an der Struktur, dem kontinuierlichen Austausch und der Entwicklung des Textes beteiligt. Aber besonders habe ich die Menschlichkeit und Güte wahrgenommen und zu schätzen gelernt. Sehr oft hat sie Studierende aus dem Bachelorstudiengang Physiotherapie aus ihrem Wirkort, der Alice Salomon Hochschule in Berlin, in das Netzwerk eingebunden. Es gab immer einen bereichernden und wertschätzenden Umgang, was die Hemmschwelle, sich selbst einzubringen, für Bachelorstudierende und auch nicht-akademisierte Physiotherapeut:innen sehr stark abgesenkt hat. Die Netzwerkarbeit fühlt sich nie wie eine Professor:innenrunde an, sondern ist immer ein Austausch auf Augenhöhe. Und dass auch dank Heidis integrierender Art.

Ein Höhepunkt dieser Netzwerkarbeit im dCPN, war der Berliner Salon im Juni 2024, bei dem sich ein Teil der dCPN-Mitglieder über mehrere Tage in Präsenz trafen, um gemeinsam zu arbeiten. Diese Leistung, die aktiven Mitglieder des dCPN an einem Ort, in Berlin, zu versammeln, kann nicht deutlich genug gemacht werden und ich möchte mich persönlich für die sehr bereichernden Netzwerktage bedanken. Ich weiß, dass ein großer Teil der Organisationsarbeit von Heidi geleistet worden ist.

Ein weiterer wichtiger Anknüpfungspunkt für mich zu Heidi ist ihre kontinuierliches Engagement, die Promotion in der Physiotherapie zu stärken und die Barrieren zur Umsetzung der erfolgreichen Promotion in den Therapieberufen zu reduzieren. Auch hier bestand Heidis Leistung darin, ein Netzwerk für den Austausch untereinander und das Empowerment einzurichten, in dem alle

Interessierten niedrigschwellig partizipieren können. Ich erinnere mich dabei an mehrere Treffen, bei denen spannende Vorträge gehalten wurden, die die Teilnehmenden von den sehr heterogenen und individuellen Positionen abholten. Ob „nur“ die Saat gepflanzt werden sollte, weil das Thema Promotion, von der eigenen Position aus, sehr weit weg scheint oder ob der fachliche Austausch ermöglicht wird, um die individuellen Prozesse der Personen weiter zu beflügeln. Alle, die interessiert waren, wurden eingebunden. Heidi hat mir selbst damit die Scheu genommen und mich darin bestärkt, diesen wichtigen und großen Schritt zu gehen und mich in Bewegung zu setzen, in Richtung Promotion.

Es fällt auf, wenn ich meine Würdigung erneut lese, dass Heidi Höppners Verdienste nicht darin bestanden, immer allein und als Erste einen neuen Meilenstein erreicht zu haben und dies allen mitteilen zu müssen, wobei Heidi natürlich eine Vorreiterinnenrolle eingenommen hat. Ihr Verdienst besteht auch nicht darin, besonders spezielle und extravagante Forschungsbereiche bearbeitet zu haben, wobei sie ohne Zweifel wichtige und grundlegende Forschung geleistet hat. Heidis größter und wichtigster Verdienst ist, aus meiner Sicht, der Aufbau von Netzwerken und die Verbindung von Menschen, die gleich oder ähnlich denken, selbe Ziele haben und diese verwirklichen wollen. Sie hat dabei den Raum gegeben, zusammenzukommen, sich zu entwickeln, zu wachsen und dabei gemeinsam das Fach Physiotherapie, das ihr so sehr am Herzen liegt, voranzubringen. Ihr Verdienst ist die Bereicherung aktiver Menschen und das damit verbundene Unterstützungsangebot. Sie hat die Physiotherapie in Deutschland kontinuierlich mitentwickelt und hat aus meiner Sicht einen großen Anteil daran, dass wir heute eine beginnende Akademisierung im Fach der Physiotherapie erleben. Diese Lebensleistung möchte ich aus tiefstem Herzen würdigen.

Ich danke dir sehr dafür!

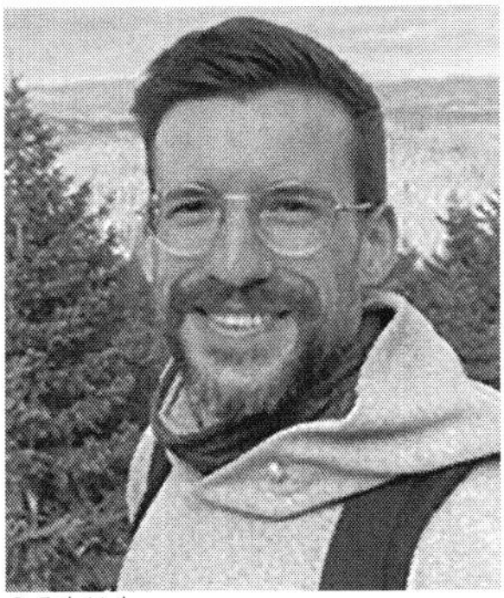

© Erik Halm

Erik Halm, Physiotherapeut und Medizinpädagoge mit einer starken niederländisch-physiotherapeutischen Prägung. Aktuell arbeitet er als Wissenschaftlicher Mitarbeiter an der Brandenburgisch Technischen Universität und promoviert dort zum Thema „Edukation bei Osteoarthrosepatient:innen“.

Carsten Keil

Heidi Höppner, Wegbegleiterin und Brückenbauerin – ein persönlicher Rückblick

Reflektierende Praktiker:innen – daran denke ich seit jeher als erstes, wenn ich an dich denke, liebe Heidi. Du warst maßgeblich daran beteiligt, dass wir als solche ausgebildet wurden.

Kennengelernt haben wir uns 2002 im ersten Semester des Studiengangs Physiotherapie an der Fachhochschule Kiel. Damals hattest du dort kurz zuvor als Pionierin den Ruf zur ersten Professur für Physiotherapie in Deutschland erhalten. Ich war Teil deiner zweiten Kohorte von Physiotherapie-Studierenden im „Kieler Modell"- der dualen Ausbildung, die Theorie und Praxis durch die Kooperation der Fachhochschule Kiel mit der Fachschule des Lubinus-Klinikums verband.

Dein erklärtes Ziel war u. a., „reflektierte Praktiker" auszubilden, hierfür gabst du uns Orientierung. Uns Studierenden vermittelte es, dass unser Weg nicht nur im Aufbau fundierten Wissens und der Entwicklung technischer Fähigkeiten bestehen sollte, sondern dass wir unser Denken und Handeln stets kritisch hinterfragen sollten. Schon ab dem Beginn unserer Ausbildung versuchten wir das umzusetzen: Wir reflektierten jede Begegnung mit Patient:innen, jeder Lehrsituation und auch Lehrinhalte. Dieses ständige Hinterfragen und die Bereitschaft zum Perspektivwechsel prägten unseren Zugang zur Physiotherapie entscheidend. Auch in der traditionsreichen Fachschule führten diese neuen Impulse und Denkansätze zu kleineren und mittelschweren Konflikten. Doch diese Auseinandersetzungen stärkten nicht nur unsere Persönlichkeitsentwicklung, sondern förderten auch die Offenheit der Fachschule für einen neuen, reflektierteren Umgang mit Lehrinhalten.

In den Jahren nach meinem Abschluss gab es zahlreiche Gelegenheiten, mein Wissen aus Ausbildung, Studium und Fortbildungen in die Praxis zu übertragen, aber auch die Physiotherapie weiterzudenken. Weg von der klassischen Krankengymnastik und physikalischen Therapie, hin zu neuen Tätigkeitsfeldern der Physiotherapie. Die Säulen der Physiotherapie waren für mich in der Praxis in den folgenden Jahren (und auch heute noch) die Prävention/ Gesundheitsförderung, die Akutbehandlung und die Rehabilitation. Aufgrund deiner Impulse im Studium besuchte ich Kongresse, wagte mich mit Wortmeldungen und Fragen auf Podien und schrieb kleinere Artikel für Fachzeitschriften. Dank dir hatte ich keine Berührungsängste im Austausch mit anderen Professionen, weil du uns immer darin ermutigt hast, unser Wissen und unsere Fähigkeiten selbstbewusst einzubringen.

Nach einigen Jahren mit vorwiegend patient:innenorientierter Arbeit und ersten Erfahrungen in der Organisationsentwicklung führte mich mein Weg schließlich zurück nach Schleswig-Holstein. Ich übernahm die Leitung eines großen Therapeut:innenteams. Interprofessionelles Zusammenarbeiten und Transfer von Wissenschaft in die Praxis wurden wichtige Bestandteile meiner täglichen Arbeit. Du konntest mich für den Beirat des Physiotherapie-Studiengangs in Kiel gewinnen. In meiner Rolle als Praktiker und Arbeitgebervertreter konnte ich dort mitwirken und Impulse geben: Es ging z. B. um die Frage, welche Erwartungen Arbeitgeber an studierte Physiotherapeut:innen haben. Oder welche Kompetenzen und Inhalte im Studium stärker gefördert werden könnten, um unseren Absolvent:innen einen bestmöglichen Start ins Berufsleben zu ermöglichen. Durch diese Aufgabe wurde mir umso klarer, wie stark du den Studiengang auch an den Bedürfnissen des Arbeitsmarktes und den zukünftigen Herausforderungen für die Profession ausgerichtet hast.

2012 zog es dich nach Berlin an die Alice Salomon Hochschule (ASH), wo Du weitere 10 Jahre als Ziel hattest die akademische Ausbildung für Physiotherapeut:innen professionell zu gestalten. Seit 2022 hast du an der ASH eine Professur für Interprofessionelle Gesundheitsversorgung und Systemgestaltung inne und leitest den Bachelorstudiengang Interprofessionelle Gesundheitsversorgung online (IGo). Diese interdisziplinäre Perspektive war und ist immer ein Anliegen von dir, da du der Überzeugung bist, dass eine enge Kooperation zwischen den Gesundheitsprofessionen zu einer besseren Patient:innenversorgung führt. Wieder nahmst du mich in den Beirat auf, und ich konnte erneut erleben, mit welcher Leidenschaft, Fachkenntnis, Empathie und Weitsicht du deine Studierenden begeisterst. Besonders beeindruckt hat mich stets deine Fähigkeit, Räume für echte Begegnung und Dialog zu schaffen.

Du förderst nicht nur, dass sich deine Studierenden intensiv mit Inhalten auseinandersetzen, sondern gibst ihnen auch das Vertrauen, selbstständig und kreativ Lösungsansätze zu entwickeln und sich mit anderen über diese auszutauschen. Deine Art zu begeistern ist besonders: Du schaffst es immer wieder, klare Impulse zu setzen, Denkanstöße zu geben und dich offen und neugierig auf andere Menschen einzulassen. Es ist eine besondere Stärke von dir, dass du Menschen zusammenbringen kannst. Deine Offenheit und Zugewandtheit sind eine Inspiration für alle, die das Glück haben, mit dir zu arbeiten oder von dir zu lernen. Heidi, du hast nicht nur Generationen von Physiotherapeut:innen geprägt, sondern auch die Profession als Ganzes durch deinen Mut und deinen unermüdlichen Einsatz weiterentwickelt.

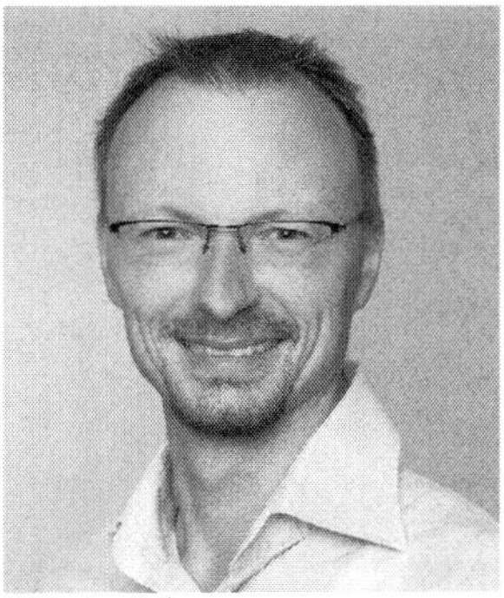

© Carsten Keil

Carsten Keil, Physiotherapeut B. A., Leiter des WKK Vitalis – Therapiezentrum der Westküstenkliniken Brunsbüttel und Heide mit seinem interprofessionellen Team mit Kolleginnen und Kollegen aus u. a. der Ergotherapie, Logopädie, Musiktherapie und Physiotherapie.

Interdisziplinarität und Interprofessionalität

Marietta Handgraaf

Interprofessionalität als Motor der Veränderung?

Einleitung

Bereits im Jahr 2008 wurde Heidi Höppner in die Expertenrunde der Gesundheitsberufe einberufen, um zu analysieren, ob und wie eine Sicherung und Verbesserung der Versorgungsqualität durch Interdisziplinarität, Interprofessionalität und Kooperation in den Gesundheitsberufen erreicht werden kann und welche Voraussetzungen dafür notwendig sind. Das anschließende Memorandum „Kooperation der Gesundheitsberufe" stellt die Ergebnisse vor und formuliert die Absicht, die Diskussion auf politischer, gesellschaftlicher und wissenschaftlicher Ebene anzuregen und für konkrete Handlungsmaßnahmen zu werben (RBS, 2011). Das Memorandum verfolgt die Idee, dass die Aufgaben der Gesundheitsversorgung sich an den Erwartungen der Patient:innen orientieren und zu einer kontinuierlichen, ganzheitlichen und auf den Patienten abgestimmten, Versorgung führen sollten. Auch die Weltgesundheitsorganisation (WHO, 2010) betont die Bedeutung der kollaborativen Praxis als innovative Strategie, welche eine wichtige Rolle bei der Bewältigung des weltweiten Fachkräftemangels im Gesundheitswesen spielen kann. In einem Positionspapier der Bundesvertretung der Medizinstudierenden in Deutschland e. V. (bmsd, 2008) sehen auch Studierendenvertretungen der medizinischen Fakultäten die Potenziale der Zusammenarbeit der Professionen für das Gesundheitswesen. Vorausschauend identifizieren die Studierenden die Notwendigkeit einer Neuverteilung der Kompetenzen und dass für eine Neustrukturierung klarere rechtliche Rahmenbedingungen geschaffen werden sollten. Eine Kompetenzerweiterung der Gesundheitsfachberufe ist dafür ebenso notwendig wie eine entsprechende Organisation der Zusammenarbeit (bmsd, 2008; 2020).

Es wird deutlich, dass Veränderungsprozesse im Gesundheitswesen sowohl international (WHO, 2010), als auch national (RBS, 2011 & 2013) anzusteuern sind und insbesondere die interprofessionelle Zusammenarbeit in den Blick zu nehmen ist. In einer berufsgruppenübergreifenden Ausbildungsstruktur sind demnach gezielt interprofessionelle Kompetenzen und Teamprozesse zu vermitteln (Höppner & Büschner, 2011). Um das Aufbrechen der monoprofessionellen Ausbildungskultur im Gesundheitswesen zu unterstützen, wurde von

2013 bis 2021 das Förderprogramm „Operation Team" der Robert Bosch Stiftung initiiert (Nock, 2020b, 2020a). Übergeordnetes Ziel des Förderprogramms war die Implementierung bundesweit verbindlicher curricularer Strukturen von interprofessionellen Lerninhalten, um die interprofessionelle Zusammenarbeit im Gesundheitswesen nachhaltig zu verbessern (Nock, 2020b).

Potenziale der Zusammenarbeit von Gesundheitsberufen

Komplexität der Versorgung angehen

Die Veränderungen in der Patient:innenversorgung durch eine alternde Gesellschaft, multimorbide Patient:innen und eine steigende Pflegebedürftigkeit führen zu einer zunehmenden Komplexität in der Versorgung. Um diesen steigenden Anforderungen gerecht zu werden, ist eine Kompetenzerweiterung der Gesundheitsfachberufe erforderlich, welche zu einer Anhebung des Ausbildungsniveaus geführt hat (WR, 2012). Komplexe Versorgungsfragen erfordern aber auch mehr Kooperation und Zusammenarbeit zwischen den Gesundheitsberufen (SVR, 2007). Die hochschulische Ausbildung, so zeigt die Verbleibstudie der Absolvent:innen der Modellstudiengänge in NRW (VAMOS-Studie), vermittelt die notwendigen Kompetenzen hierzu, insbesondere in den Bereichen Beratung, interprofessionelle Zusammenarbeit und Konzeptentwicklung (Dieterich et al., 2019). Die Akademisierung der Gesundheitsfachberufe erweitert die Handlungskompetenz von Angehörigen der Gesundheitsfachberufe um evidenzbasierte Behandlungs- und Versorgungsmethoden, jedoch wird dieser Kompetenzzuwachs in der Praxis nicht ausreichend genutzt (Darmann-Finck et al., 2014; Dieterich et al., 2019). In der einschlägigen Literatur werden verschiedene Faktoren identifiziert, welche eine effektive interprofessionelle Praxis hemmen. Insbesondere fördern die monoprofessionellen Ausbildungsstrukturen ein starkes berufsspezifischen Selbstverständnis, welches Hierarchien in der Praxis und Stereotypenbildung verfestigt (Khalili et al., 2013; Wang & Ho, 2020).

Es müssen demnach endlich Strukturen geschaffen werden, die eine geteilte Verantwortung in der Versorgung ermöglichen, um eine interprofessionelle Versorgungspraxis nachhaltig zu etablieren und die Potenziale aller Gesundheitsberufe für die anstehenden, komplexen Versorgungsfragen durchgängig professionsübergreifend zu nutzen (Kaap-Fröhlich et al., 2022).

Teambasierte Versorgung gestalten

Die Potenziale der interprofessionellen Zusammenarbeit sollen insbesondere bei Menschen mit komplexeren und chronifizierten Beschwerdebildern ausgeschöpft werden. Personenzentrierte Versorgungsansätze erfassen die individuelle Perspektive der Klient:innen, damit Informationen zu den persönlichen Bedürfnissen und Präferenzen sowie zum aktuellen Gesundheitszustand analysiert werden können (Höppner & Zoege, 2022). Gemeinsam sollen teambasiert Handlungsschritte der Gesundheitsprofessionen und der Klient:innen in Visiten, Besprechungen oder Fallkonferenzen stattfinden, sodass Versorgungsprozesse entstehen, in denen gemeinsame Entscheidungen und gemeinsame Ziele ausgehandelt werden (Posenau & Handgraaf, 2021; Korner et al., 2015). Nur so kann ein teambasierter Versorgungsplan entwickelt werden, der sowohl die aktuellen Gesundheitsprobleme, als auch die Gesundheitspräferenzen und -bedürfnisse berücksichtigt. So kann die Expertise aller Gesundheitsberufe effektiv verbunden und genutzt werden. Die Verantwortung wird geteilt und das Team sollte je nach Gesundheitsproblem und Fachexpertise in diesem Bereich durch die entsprechende Profession gelenkt werden.

Arbeitszufriedenheit erhöhen

Die interprofessionelle Zusammenarbeit trägt zur Verbesserung der Versorgungsqualität bei, hat aber auch Auswirkungen auf verschiedene andere Ebenen. Von dieser Teamarbeit profitieren die Klient:innen, aber sie beeinflusst auch das Gesundheitspersonal positiv. Die Arbeitszufriedenheit steigt, das Teamklima verbessert sich und Teamprozesse werden effektiver gestaltet. Auch in den Organisationsstrukturen führt dies zu einer Steigerung der Arbeitsqualität, einer höheren Mitarbeitendenbindung und einer geringeren Fluktuation in der Arbeit (Körner et al., 2015). Durch die Implementierung interprofessioneller Kooperationsstrukturen, sollen die Kompetenzen aller Gesundheitsberufe ihre integrative Funktion in der Gesundheitsversorgung erhalten (Höppner & Zoege, 2022). Geteilte Verantwortung und mehr Gestaltungsmöglichkeiten eröffnen auch Perspektiven in der Berufsausübung und können in Zeiten des Fachkräftemangels die Attraktivität des Gesundheitswesens erhöhen.

Heidi als Motor für Veränderungen

Die Mitarbeit am Memorandum „Kooperation der Gesundheitsberufe" war sicherlich ein Meilenstein für das Thema der Interprofessionalität im Werdegang von Heidi Höppner. Weitere wichtige Meilensteine, wie die gemeinsame Projektleitung für das Projekt „Interprofessionelles Lernen und Lehren von Medizin, Ergotherapie, Physiotherapie und Pflege" (INTER-M-E-P-P) im Programm Operation Team, folgten (Nock, 2020a). Durch die frühzeitige Zusammenführung der Berufsgruppen im Studium sollen die Studierenden befähigt werden, in ihrer späteren Berufspraxis interprofessionell kompetent zu handeln, sodass die Studierenden der unterschiedlichen Professionen die Zusammenarbeit prototypisch erlernen. Dies ist ein wichtiger Schritt, um die notwendigen Veränderungsprozesse im Gesundheitswesen anzustoßen. Bremsend wirkt dabei die Rolle der Ärzteschaft im deutschen Gesundheitssystem als sogenannter Gatekeeper für die zentrale Steuerung und Verantwortung von Versorgungsprozessen. Die Potenziale der Gesundheitsfachberufe werden hierbei zu wenig genutzt (Höppner & Zoege, 2022). Obwohl Qualifizierungsstrukturen geschaffen und Programme zur interprofessionellen Zusammenarbeit aufgelegt wurden, kommen die neuen Kompetenzen nicht in die Performanz (Höppner et al., 2020), solange sich die Arbeitsbedingungen nicht ändern und die erweiterten Kompetenzen der Gesundheitsfachberufe nicht systemisch eingefordert werden.

Heidi Höppner hat sich in ihrem Berufsleben immer wieder für Veränderungen und Verbesserungen im Gesundheitswesen und speziell in der Physiotherapie eingesetzt. Ihre Handschrift ist an vielen Stellen erkennbar. Heidi, danke dafür und bitte bleibe auch in deinem nächsten Lebensabschnitt ein Motor der Veränderung.

Literatur

bmsd – Bundesvertretung der Medizinstudierenden in Deutschland (bvmd). (2008). *Kooperation und Kompetenz – Zukunftsorientierte Zusammenarbeit in der Patientenversorgung.* Retrieved October 18, 2024, from https://www.bvmd.de/fileadmin/user_upload/2008_Kooperation_und_Kompetenz.pdf

bmsd – Bundesvertretung der Medizinstudierenden in Deutschland (bvmd). (2020). *Gemeinsame Stellungnahme zum interprofessionellen Arbeiten im Gesundheitswesen der Zukunft*. Retrieved October 18, 2024, from https://bphd.de/wp-content/uploads/2020/01/BPhD_PM_2018-09_Gemeinsame-Stellungnahme_Interprofessionellen-Arbeiten-im-Gesundheitswesen-der-Zukunft-.pdf

Darmann-Finck, I., Muths, S., Görres, S., Adrian, C., Bomball, J., & Reuschenbach, B. (2014). *Abschlussbericht Dezember 2014 – Inhaltliche und strukturelle Evaluation der Modellstudiengänge zur Weiterentwicklung der Pflege- und Gesundheitsfachberufe in NRW*. Retrieved October 18, 2024, from https://www.mags.nrw/system/files/media/document/file/pflege_abschlussbericht_26_05_2015.pdf

Dieterich, S., Hoßfeld, R., Latteck, Ä. D., Bonato, M., Fuchs-Rechlin, K., Helmbold, A., & Heim, S. H. (2019). *Verbleibstudie der Absolventinnen und Absolventen der Modellstudiengänge in Nordrhein-Westfalen (VAMOS) – Abschlussbericht*. ISBN: 978-3-946122-13-5.

Höppner, H., & Büschner, A. (2011). Wie lehrt und lernt man Kooperation. In *Robert Bosch Stiftung: Memorandum Kooperation der Gesundheitsberufe. Qualität und Sicherstellung der zukünftigen Gesundheitsversorgung* (pp. 8-10). Stuttgart: Robert Bosch Stiftung.

Höppner, H., Kühnast, P., & Winkelmann, C. (2020). *Potenziale der Physiotherapie erkennen und nutzen: Von der Kompetenz zur Performanz in der Gesundheitsversorgung*. Stuttgart: medhochzwei Verlag.

Höppner, H., & Zoege, M. (2022). Entwicklung der Gesundheitsfachberufe in Deutschland und ihr Beitrag zu einer bedarfsorientierten Gestaltung des Gesundheitssystems. In *Gesundheitswissenschaften* (pp. 941-952). Springer.

Kaap-Fröhlich, S., Ulrich, G., Wershofen, B., Ahles, J., Behrend, R., Handgraaf, M. … Bode, S. (2022). Positionspapier GMA-Ausschuss – „Interprofessionelle Ausbildung in den Gesundheitsberufen" – Aktueller Stand und Zukunftsperspektiven. *GMS Journal for Medical Education, 39*(2), 1-28. https://doi.org/10.3205/zma001538

Khalili, H., Orchard, C., Laschinger, H. K., & Farah, R. (2013). An interprofessional socialization framework for developing an interprofessional identity among health professions students. *Journal of Interprofessional Care, 27*(6), 448-453. https://doi.org/10.3109/13561820.2013.804042

Körner, M., Wirtz, M. A., Bengel, J., & Goritz, A. S. (2015). Relationship of organizational culture, teamwork, and job satisfaction in interprofessional teams. *BMC Health Services Research, 15,* 243. https://doi.org/10.1186/s12913-015-0916-2

Nock, L. (2020a). *Gemeinsam besser werden für Patienten. Interprofessionelle Lehrkonzepte aus der Förderung der Robert Bosch Stiftung.* Stuttgart: Robert Bosch Stiftung.

Nock, L. (2020b). *Interprofessionelles Lehren und Lernen in Deutschland–Entwicklung und Perspektiven.* Stuttgart: Robert Bosch Stiftung.

Posenau, A., & Handgraaf, M. (2021). Framework for interprofessional case conferences–empirically sound and competence-oriented communication concept for interprofessional teaching. *GMS Journal for Medical Education, 38*(3). https://doi.org/10.3205/zma001461

RBS – Robert Bosch Stiftung. (2011). *Memorandum Kooperation der Gesundheitsberufe. Qualität und Sicherstellung der zukünftigen Gesundheitsversorgung.* Stuttgart: Robert Bosch Stiftung.

RBS – Robert Bosch Stiftung. (2013). *Gesundheitsberufe neu denken, Gesundheitsberufe neu regeln Grundsätze und Perspektiven – Eine Denkschrift der Robert Bosch Stiftung.* Stuttgart: Robert Bosch Stiftung.

SVR – Sachverständigenrat. (2007). *Zur Begutachtung der Entwicklung im Gesundheitswesen (2007): Kooperation und Verantwortung. Voraussetzungen einer zielorientierten Gesundheitsversorgung.*

Wang, X., & Ho, M.-J. (2020). Professionalism dilemmas experienced by health professions students: A cross-sectional study. *Journal of Interprofessional Care, 34*(3), 259-268. https://doi.org/10.1080/13561820.2019.1695634

WHO – World Health Organization. (2010). *Framework for action on interprofessional education and collaborative practice.* Retrieved October 18, 2024, from http://whqlibdoc.who.int/hq/2010/WHO_HRH_HPN_10.3_eng.pdf

WR – Wissenschaftsrat. (2012). *Empfehlungen zu hochschulischen Qualifikationen im Gesundheitswesen* (Drucksache 2411-12). Berlin: Wissenschaftsrat.

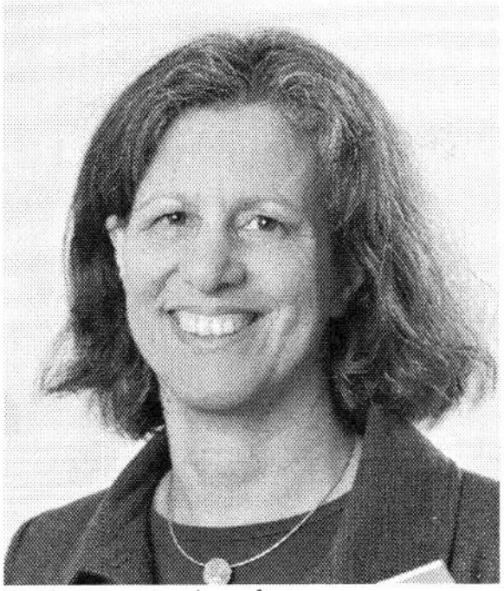

© Marietta Handgraaf

Marietta Handgraaf, Dipl. Medizinpädagogin und Physiotherapeutin (B. Sc.), arbeitet seit 2010 als wissenschaftliche Mitarbeiterin an der Hochschule Bochum, Studienbereich Physiotherapie. Ihre Arbeitsschwerpunkte sind: Curriculare Entwicklung, Interprofessionelles Lehren, Lernen und Handeln sowie berufspolitische Fragestellungen.

Anne Dehlfing & Pia Natalie Gadewoltz

Interprofessionalität und Akademisierung: Wegbereiter für die Zukunft der Gesundheitsberufe in Deutschland

Ein persönlicher Rückblick und Wegweiser

2005 beginnen wir ein ausbildungsintegrierendes Studium Physiotherapie in Kiel. Wir, das sind Anne Dehlfing und Pia Natalie Gadewoltz. Seit diesem Tag begleitet uns Heidi Höppner – zuerst als Dozentin im Studium, später als Kollegin. Dieser Beitrag zeichnet nach, wie uns das Studium für das Handlungsfeld der interprofessionellen Ausbildung in der Medizin geprägt hat.

Seit 2001 kann man in Deutschland Physiotherapie in ausbildungsintegrierenden oder additiven Studiengängen studierenden[1]. Seit 2001/02 bietet die Fachhochschule Kiel ein ausbildungsintegrierendes Studium an (Fachhochschule Kiel, 2024), das sich durch eine Lernortkooperation zwischen Berufsfachschule und Praxiseinrichtung auszeichnet. Diese Kooperation ist essenziell, um eine praxisnahe und wissenschaftlich fundierte Qualifizierung sicherzustellen. Seit 2009 erlaubt die Modellklausel im Berufsgesetz der Physiotherapie (MPhG) primärqualifizierende Studiengänge, die staatliche Prüfung und Bachelorabschluss kombinieren. Dies fördert die frühe Sozialisation in Wissenschaft und Praxis und verbessert die Versorgung für die Zukunft (Höppner, 2015; Borgetto et al., 2019).

Die Akademisierung dient nicht nur der Qualitätssicherung, sondern durch Reflexionsprozesse, wissenschaftliche Fundierung und Theorieentwicklung auch der Weiterentwicklung der Physiotherapie. Dies befähigt dazu, klinische Handlungsentscheidungen zu strukturieren und zu begründen. Dieser Prozess wird als Clinical Reasoning bezeichnet. Er beschreibt den systematischen Denk- und Entscheidungsprozess von Therapeut:innen und ist gekennzeichnet durch komplexe Problemlösestrategien. Effektives Clinical Reasoning beruht dabei nicht nur auf biomedizinischem Fachwissen, sondern muss komplexen Anfor-

1 Informationen zur Einteilung der Studiengänge finden sich u. a. auf der Homepage des Hochschulverbundes für Gesundheitsfachberufe (HVG e. V.).

derungen gerecht werden und vielfältige Aspekte einbeziehen, wie beispielsweise die Beziehungsgestaltung, die Gestaltung von Rahmenbedingungen oder die Berücksichtigung persönlicher Werte und Normen. Dazu sind umfassende Fähigkeiten der beruflichen Handlungskompetenz von Physiotherapeut:innen erforderlich (Klemme & Siegmann, 2015).

Heidi Höppner war ab 2002 die treibende Kraft in dem ausbildungsintegrierenden Studiengang Physiotherapie in Kiel. Später, an der Alice-Salomon-Hochschule Berlin, gestaltete sie primärqualifizierende Studiengänge und die interprofessionelle Ausbildung. Ihre Arbeit prägte uns nachhaltig. Sei es als Studierende oder später als Kolleginnen im Feld der interprofessionellen Lehre.

Interprofessionelle Lehre und Zusammenarbeit als Schlüssel zur Verbesserung der Gesundheitsversorgung

Die Akademisierung der Gesundheitsberufe reagiert auf wachsende Anforderungen in der Versorgung. Es wird darüber hinaus zunehmend eine koordinierte und kooperative Zusammenarbeit gefordert. Die Komplexität heterogener Krankheitsverläufe erfordert sowohl Spezialisierung als auch abgestimmte Arbeitsteilung der Gesundheitsberufe. Oft erfolgt jedoch eine fragmentierte Versorgung im professionellen „Nebeneinander" (Ewers et al., 2019). Die derzeitige arbeitsteilige Aneinanderreihung spezifischer Kompetenzen kann zu Behandlungsfehlern führen, die durch starke Segmentierung und Hierarchien verstärkt werden (Cichon & Nock, 2024). Gut ausgebildete Fachkräfte müssen interprofessionelle Zusammenarbeit nicht nur verstehen, sondern aktiv umsetzen. Studien belegen, dass solche Ansätze die Patient:innenzufriedenheit und Versorgungsqualität steigern und gleichzeitig Kosten senken können (Reeves et al., 2016; WHO, 2010). Diese Erkenntnisse unterstreichen die Notwendigkeit, interprofessionelle Ansätze in Ausbildung und praktischer Umsetzung im Gesundheitswesen zu verankern. Konzepte für die interprofessionelle Ausbildung setzen genau hier an.

Interprofessionelle Ausbildung (englisch: interprofessional education, IPE) lässt sich definieren als Gelegenheiten, bei denen Angehörige oder Lernende von zwei oder mehr Berufsgruppen mit-, von- und übereinander lernen, um die Zusammenarbeit und die Qualität der Versorgung zu verbessern (CAIPE, 2002). Drei Aspekte sind dabei entscheidend:

1) Wissen über interprofessionelle Inhalte: Nicht alles muss miteinander gelernt werden.
   Gemeinsame Themen wie Kommunikation oder patientenzentrierte Versorgung fördern das Verständnis füreinander und für Dynamiken interprofessioneller Zusammenarbeit (WHO, 2010).
2) Lehrende als Vorbilder: Fachexpert:innen als Rollenmodelle der Zusammenarbeit.
   Interprofessionelle Lehrteams zeigen, wie effektive Zusammenarbeit gelingt. Sie bereichern die Ausbildung, indem sie sowohl professionsspezifische als auch übergreifende Themen abdecken (Oandasan & Reeves, 2005, Steinert, 2005).
3) Interaktion der Lernenden: selber aktiv und affektiv miteinander lernen.
   Die aktive Teilnahme der Lernenden ist essenziell. Interaktive Lernmethoden stärken Motivation und Engagement der Lernenden sowie fachliche, kommunikative und soziale Kompetenzen (Buring et al., 2009).

Eine erfolgreiche interprofessionelle Lehre setzt hohe Ansprüche an reflektierte Lernerfahrungen und sollte die Entstehung bzw. Verfestigung von Vorurteilen vermeiden. Die Qualität der Lehre hängt entscheidend von der Implementierung ab. Ein bewährtes Modell für IPE stammt von der University of British Columbia (UBC) und umfasst drei Kategorien (Charles et al., 2010):

- Exposure: Erste Einblicke in Berufe und deren Perspektiven ohne umfassende Integration.
- Immersion: Aktive Arbeit in interprofessionellen Teams mit Reflexion der eigenen Rolle.
- Mastery: Integration interprofessioneller Konzepte in die Praxis der Lernenden.

Das UBC-Modell ermöglicht eine Entwicklung interprofessioneller Kompetenzen mit reflektierten Lernerfahrungen für einen Perspektivwechsel und einer schrittweisen Heranführung an die interprofessionelle Zusammenarbeit.

Zusammenführung

Abschließend führen wir die beiden vorgestellten Themen Akademisierung der Physiotherapie und interprofessionelle Ausbildung zusammen. Dazu greifen wir auf persönliche Erfahrungen zurück: Das Studium der Physiotherapie in Kiel prägte uns in vielerlei Hinsicht. Die Lernortkooperation zwischen Berufsfachschule, Fachhochschule und Praxiseinsätzen stellte uns vor organisatorische und inhaltliche Herausforderungen. In der Berufsfachschule verbrachten wir in den ersten drei Jahren den Großteil unserer Lernzeit. Der Wissenserwerb war an fachlichen Inhalten der Physiotherapie orientiert, schulisch angeleitet und von praktischem Lernen in der Schule geprägt. Für die Fachhochschule auf der anderen Seite der Stadt, war in den ersten drei Jahren der Donnerstagnachmittag reserviert. Das Lernen war anregend und reflexiv, eine Vertiefung und Erweiterung der Themen gehörten genauso dazu, wie eigene Lernstrategien oder die Bewertung und Begründung des eigenen Handelns. Während die Berufsfachschule feste Stundenpläne vorgab, war es an der Fachhochschule erforderlich, sich zu Lehrveranstaltungen anzumelden, um teilnehmen zu können. Zwei „Welten", so nahmen wir sie wahr, die wir für uns organisieren und gestalten mussten. Neben dem Erlernen und studieren der Physiotherapie beschäftigte uns die eigene Rolle: Wer sind wir als Auszubildende und Studierende in diesen zwei Systemen? Wer sollen wir sein als Physiotherapeut:innen mit berufsschulischem und akademischem Abschluss? Was können wir beitragen zu einem Versorgungssystem, dass sich seit Jahrzehnten etabliert hat und nun einem Wandlungsdruck unterliegt? Ergänzend zu dem fachlichen Wissen waren es insbesondere Offenheit für Neues, strategisches, systemisches und systematisches Denken, Problemlösungsorientierung, Durchhaltevermögen, Weitblick, Neugier, Vernetzung von Wissen, Initiative und Eigenverantwortung, Leidenschaft und Überzeugungskraft, die entscheidend waren bei uns und unseren Kommiliton:innen, um Chancen für künftige Rollen der Berufsangehörigen zu erkennen und zu nutzen.

Heidi Höppner setzte in dieser Zeit entscheidende Impulse. Ihre Ansätze inspirierten uns, Bedarfe in der Versorgungspraxis zu erkennen und neue Bildungsansätze zu entwickeln. Heute arbeiten wir in der interprofessionellen Ausbildung von Medizinstudierenden, geleitet von Fragen wie: Welche didaktischen Konzepte sind erforderlich und erfolgreich? Wann ist der richtige Zeitpunkt für welche Angebote der interprofessionellen Ausbildung? Wie können heterogene Lehr- und Lernkulturen der beteiligten Bildungsgänge zusammengebracht werden und wie können die Lernerfolge in das praktische Handeln übertragen werden? Unsere Erfahrungen aus dem Studium der Physiotherapie in Kiel haben uns sensibilisiert für neue Bedarfe in der Versorgungspraxis und motiviert, zukunftsorientierte Ansätze zu gestalten.

Abschließend lässt sich sagen, dass die während des Studiums der Physiotherapie in Kiel und insbesondere bei Heidi gesammelten Erfahrungen und Impulse maßgeblich dazu beigetragen haben, unseren Weg in der interprofessionellen Ausbildung und Lehre zu formen – ein Weg, der uns inspiriert, den Wandel der Gesundheitsfachberufe mitzugestalten und zukunftsorientierte Bildungsansätze zu entwickeln.

Literatur

Borgetto, B., Räbiger, J., Rottenecker, J., Hansen, H., Pfingsten, A., & Wagner, M. (2019). Akademisierung: Die vollständige hochschulische Ausbildung in der Ergotherapie, Logopädie und Physiotherapie ist notwendig und machbar. *Physioscience, 15*, 41-42.

Buring, S. M., Bhushan, A., Broeseker, A., Conway, S., Duncan-Hewitt, W., Hansen, L., & Westberg, S. (2009). Interprofessional education: Definitions, student competencies, and guidelines for implementation. *American Journal of Pharmaceutical Education, 73*(4), 59. https://doi.org/10.5688/aj730459

CAIPE. (2002). *Interprofessional education – A definition.* Retrieved from http://www.caipe.org.uk

Charles, G., Bainbridge, L., & Gilbert, J. (2010). The University of British Columbia model of interprofessional education. *Journal of Interprofessional Care, 24*(1), 9-18. https://doi.org/10.3109/13561820903294549

Cichon, I., & Nock, L. (2024). Interprofessionalität im Gesundheitswesen als soziale Innovation – Systemwandel durch Bildung, Netzwerke und institutionelle Förderung. In U. Walkenhorst & M. Fischer (Eds.), *Interprofessionelle Bildung für die Gesundheitsversorgung* (pp. 9-20). Springer.

Ewers, M., Paradis, E., & Herinek, D. (Eds.). (2019). *Interprofessionelles Lernen, Lehren und Arbeiten: Gesundheits- und Sozialprofessionen auf dem Weg zu kooperativer Praxis*. Beltz-Juventa.

Fachhochschule Kiel. (2024). *Gesundheitsstudiengänge Pflege und Physiotherapie.* Retrieved July 20, 2024, from https://www.fh-kiel.de/fachbereiche/pflege-und-physiotherapie/

Höppner, H. (2015). Wer A sagt, muss auch B sagen. In H. Höppner (Ed.), *Promotion in den Therapiewissenschaften* (pp. 9-20). Mabuse.

Klemme, B., & Siegmann, G. (2014). Bedeutung des Clinical Reasoning für das physiotherapeutische Handeln. In B. Klemme & G. Siegmann (Eds.), *Clinical Reasoning. Klinische Denkprozesse lernen* (2nd ed., pp. 17-19). Thieme.

Reeves, S., Fletcher, S., Barr, H., Birch, I., Boet, S., Davies, N., McFadyen, A., Rivera, J., & Kitto, S. (2016). A BEME systematic review of the effects of interprofessional education: BEME Guide No. 39. *Medical Teacher*. https://doi.org/10.3109/0142159X.2015.1077124

WHO – World Health Organization. (2010). *Framework for action on interprofessional education & collaborative practice*. Geneva: World Health Organization. Retrieved from http://www.who.int/hrh/resources/framework_action/en/index.html

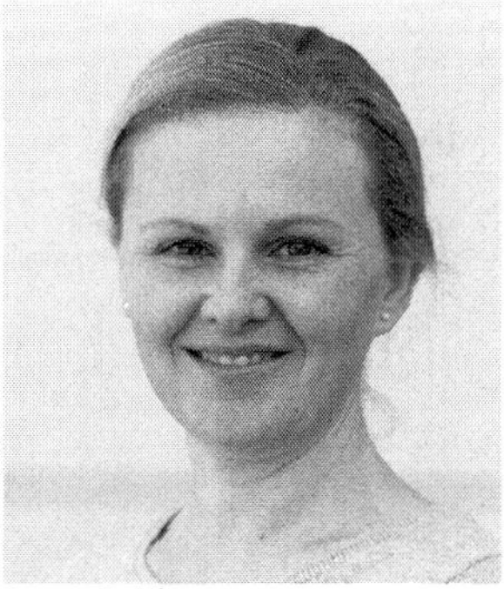
© Anne Dehlfing

Anne Dehlfing ist Physiotherapeutin und Gesundheitswissenschaftlerin. Sie ist Referentin für Lehre an der Fakultät für Medizin und Gesundheitswissenschaften der Universität Oldenburg. Ihr besonderes Interesse gilt der interprofessionellen Ausbildung, in der sie innovative Ansätze entwickelt und umsetzt, um die Zusammenarbeit zwischen verschiedenen Gesundheitsberufen zu fördern und die Versorgungsqualität zu verbessern.

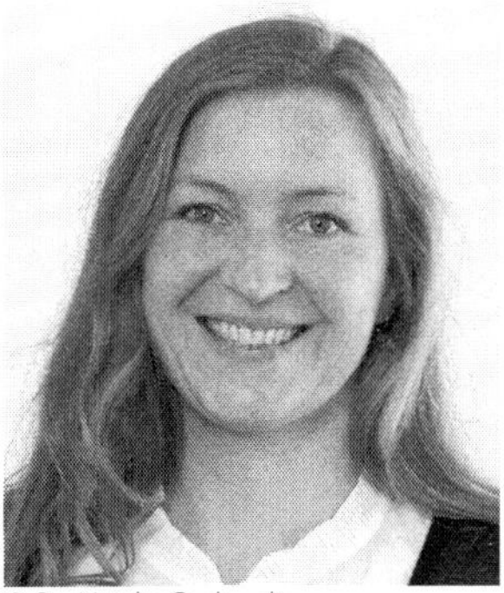
© Pia Natalie Gadewoltz

Pia Natalie Gadewoltz ist Physiotherapeutin und Berufspädagogin. Sie ist in der Medizinischen Fakultät OWL der Universität Bielefeld wissenschaftliche Mitarbeiterin. Als Koordinatorin für interprofessionelle Lehre hat sie im Studiengang Medizin in Kooperation mit verschiedenen medizinischen Fächern und Berufen einen curricular verankerten, longitudinalen Strang Interprofessionalität aufgebaut.

Ella Wassink & Johanna Schittkowski

„Ohne Selbsthilfe, ohne mich" – Interdisziplinarität mit Erfahrungsexpertise

Zusammenarbeit zwischen SEKIS Berlin und der Alice Salomon Hochschule Berlin als selbsthilfefreundliche Hochschule

Mit großer Dankbarkeit und Wertschätzung blicken wir auf die langjährige Zusammenarbeit mit Professorin Heidi Höppner von der Alice Salomon Hochschule (ASH) Berlin zurück. Für unsere Arbeit im Bereich der gesundheitsbezogenen Selbsthilfe war und ist diese Kooperation eine große Bereicherung und ein wichtiger Meilenstein in der Sichtbarmachung und Weiterentwicklung der Selbsthilfe in der akademischen Landschaft.

Unsere Kooperation begann vor über fünf Jahren, als Heidi Höppner in ihrer Funktion als Professorin für Physiotherapie, Förderung der Gesundheit und Teilhabe des Studiengangs Additive, interdisziplinäre Studienform für staatlich anerkannte Physio- und Ergotherapeut:innen (AddIS), der Selbsthilfe Kontakt- und Informationsstelle SEKIS Berlin das Angebot machte, ein Studierendenprojekt zu begleiten. So entstand der Teilhabe #GUIDE, eine Sammlung wertvoller Anlaufstellen zum Thema Teilhabe in Berlin, nicht nur für Physio- und Ergotherapeut:innen.

Was als wohlwollender Austausch und kollegiales Miteinander begann, mündete schließlich in eine offizielle Kooperationsvereinbarung im Februar 2020 zwischen der Alice Salomon Hochschule Berlin und SEKIS Berlin. Die ASH wurde zur ersten selbsthilfefreundlichen Hochschule Deutschlands. Diese Vereinbarung sollte sicherstellen, dass Selbsthilfe nicht nur ein theoretisches Konzept bleibt, sondern als wichtiger Teil der Versorgungslandschaft in die Ausbildung zukünftiger Fachkräfte im Gesundheits- und Sozialwesen eingebettet wird. Ziel war es, die gesundheitsbezogene Selbsthilfe in Forschung und Lehre der Hochschule zu verankern.

Seitdem hat die Zusammenarbeit mit Heidi vielfältige und nachhaltige Früchte getragen. Ein besonderes Highlight waren die zahlreichen Workshops, die wir gemeinsam mit Selbsthilfe-erfahrenen Menschen für Studierende aus Heidis Studiengängen und einiger weiterer Kolleg:innen veranstalteten. Diese

Lehrveranstaltungen boten eine Plattform für den Austausch von Erfahrungen, Wissen und Perspektiven zwischen Theorie und Praxis. Für die Studierenden eröffneten sich Einblicke in die Bedeutung der Selbsthilfe als Ergänzung zu medizinischen und therapeutischen Angeboten. Für die Selbsthilfe-Aktiven war es eine Gelegenheit, ihre Arbeit und Anliegen auf einer breiteren gesellschaftlichen Ebene sichtbar zu machen und sich in einem akademischen Kontext Gehör zu verschaffen. Im Berliner Selbsthilfe-Podcast „Echte Stimmen" (Folgen 51-53) spricht eine der Dozentinnen über die Relevanz und Wichtigkeit der Selbsthilfe-Workshops, es kommen ehemalige Teilnehmende zu Wort, welche die Inhalte in ihre Berufspraxis mitgenommen haben, und zwei Erfahrungsexpert:innen erzählen von Selbstwirksamkeit.

Auch in der COVID-19-Pandemie wurde die Kooperation weiterhin mit Leben gefüllt, indem die Selbsthilfe-Workshops online angeboten wurden. Ein weiteres Studierendenprojekt des AddIS-Studienganges, ein Bewegungsangebot für Menschen in Selbsthilfegruppen bestehend aus mehreren Modulen, wurde kurzfristig online umgesetzt und gut von den Gruppenteilnehmenden angenommen. Viele weitere Selbsthilfe-Workshops folgten und konnten bald auch wieder in Präsenz stattfinden, mal an der Hochschule, mal als Exkursion der Studierenden in einer der 16 Berliner Selbsthilfe-Kontaktstellen. Bis heute finden die Workshops statt und werden sehr positiv von Dozierenden und Studierenden bewertet und mit großer Motivation und Freude von den Erfahrungsexpert:innen der Selbsthilfe begleitet.

Die von den ASH-Studierenden entwickelten Projekte, die ganz konkret den Selbsthilfe-Aktiven zugutekamen, unterstrichen als praxisorientierte Ansätze, wie sinnvoll und gewinnbringend eine Zusammenarbeit zwischen Hochschule und Selbsthilfe sein kann. Studierende entwickelten dabei nicht nur wichtige berufliche Fähigkeiten, sondern auch ein tiefes Verständnis für die lebensweltliche Relevanz der Selbsthilfe und deren Potenzial für die Stärkung von Patient:innen und Betroffenen. Ein gelungener Praxistransfer, den auch Heidi von Anfang an im Sinn hatte.

Die Forschung sollte ebenfalls nicht zu kurz kommen. So unterstütze SEKIS Berlin in der Pandemie eine Online-Umfrage von Heidi bei Physio- und Ergotherapeut:innen zur Zusammenarbeit mit der Selbsthilfe, auf die zwei weitere Forschungsprojekte folgten. Daraus entstand die Idee für ein weiteres bedeutendes Projekt im Rahmen unserer Zusammenarbeit mit Heidi. So reichten wir im

September 2024 gemeinsam einen Forschungsantrag beim Bundesministerium für Gesundheit (BMG) ein. Ziel dieses Forschungsprojekts ist es, die Synergien zwischen Therapie und Selbsthilfe zu untersuchen und aufzuzeigen, wie beide Bereiche sich gegenseitig stärken und ergänzen können. Auch wenn zum jetzigen Zeitpunkt das Projekt noch nicht in die Realisierungsphase übergegangen ist, war allein schon die konzeptionelle Zusammenarbeit ein wertvoller Lernprozess, der neue Ansätze und Perspektiven auf das Thema hervorgebracht hat.

Die Zusammenarbeit mit Heidi war stets geprägt von einem offenen, wertschätzenden und inspirierenden Austausch. Sie hat es durch ihre Fachkompetenz, ihre Leidenschaft und ihren Einsatz immer wieder geschafft, Brücken zwischen der akademischen Welt und der Praxis der Selbsthilfe zu bauen. Diese Brücken haben nicht nur den Studierenden der ASH Berlin wertvolle Erkenntnisse gebracht, sondern auch unserer Arbeit in der Selbsthilfe entscheidende Impulse verliehen.

Mit ihrem bevorstehenden Ruhestand geht eine Ära zu Ende, die für uns als Organisation richtungsweisend war. Wir sind zutiefst dankbar für die gemeinsamen Jahre der Zusammenarbeit und die vielen positiven Entwicklungen, die daraus entstanden sind. Heidi hat nicht nur die Selbsthilfe in die Hochschule gebracht, sie hat auch einen nachhaltigen Beitrag dazu geleistet, dass Selbsthilfe als wichtiger Bestandteil der Gesundheitsversorgung wahrgenommen wird.

Für ihren nächsten Lebensabschnitt wünschen wir ihr von Herzen alles Gute und viel Freude. Ihre Arbeit wird auch weiterhin nachwirken – sowohl in der Lehre und Forschung als auch in den Netzwerken, die sie geschaffen hat. Wir freuen uns darauf, den Dialog und die Zusammenarbeit mit der Hochschule in ihrem Sinne fortzuführen und die Idee ihrer Arbeit weiterzutragen.

Und auf das eine oder andere Kaltgetränk mit Dir freuen wir uns auch, liebe Heidi!

Mit herzlichem Dank und besten Wünschen
Ella Wassink & Johanna Schittkowski
SEKIS Berlin in Trägerschaft des selko e. V.,
Berlin im Oktober 2024

sekis
Selbsthilfe Kontakt- und
Informationsstelle Berlin

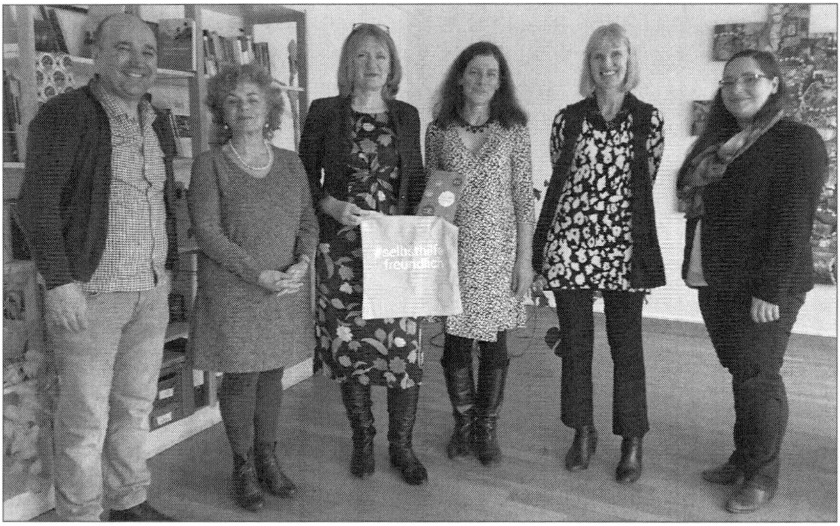

Unterzeichnung der Kooperationsvereinbarung zwischen der Alice Salomon Hochschule (ASH) Berlin und der Selbsthilfe Kontakt- und Informationsstelle SEKIS Berlin im Februar 2020 (von links: Prof. Dr. Olaf Neumann [Prorektor der ASH], Prof. Dr. Heidi Höppner [Professur Physiotherapie – Schwerpunkt Förderung der Gesundheit und Teilhabe], Ella Wassink [Geschäftsführerin selko e. V./ Projektleitung SEKIS Berlin], Prof. Dr. Bettina Völter [Rektorin der ASH], Prof. Dr. Elke Kraus [Studiengangleitung Physio-/Ergotherapie] und Johanna Schittkowski [Projektkoordination SEKIS Berlin, Projekt Selbsthilfefreundlichkeit im Gesundheitswesen])
Foto: privat, Zustimmung zur Veröffentlichung der Bilder von allen Abgebildeten erteilt

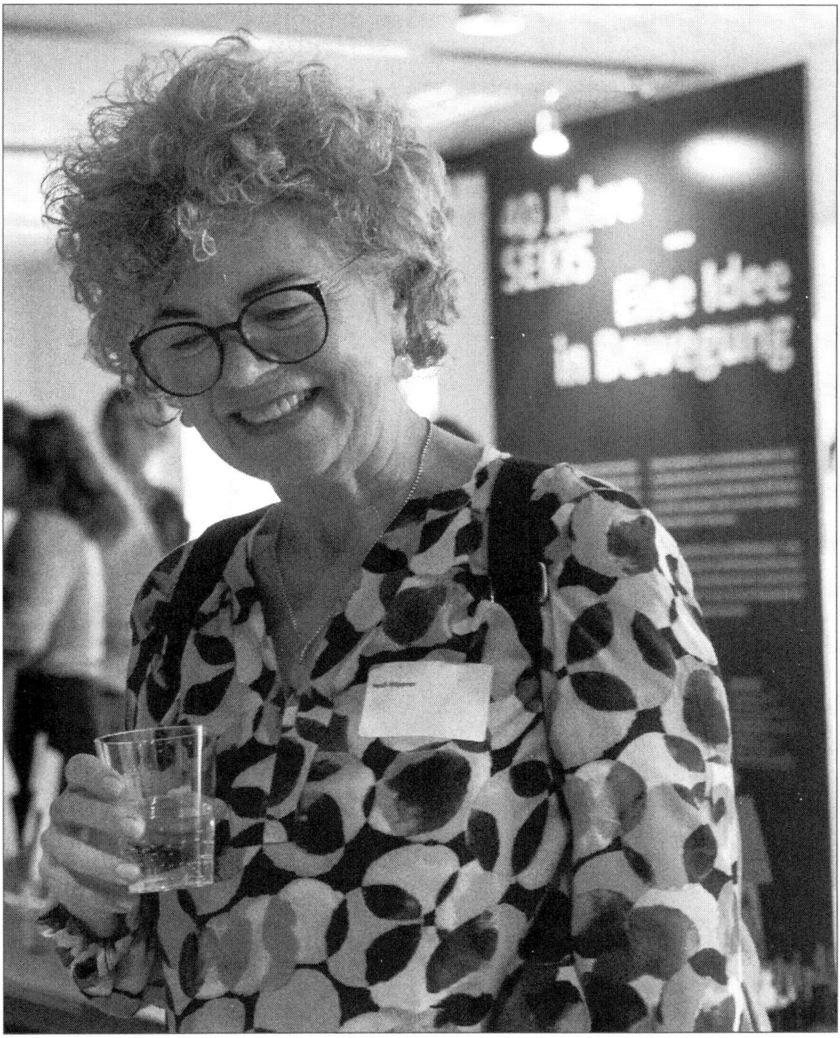

Professorin Heidi Höppner beim 40-jährigen Jubiläum von SEKIS Berlin im Oktober 2023
Foto: Jörg Farys, Die Projektoren

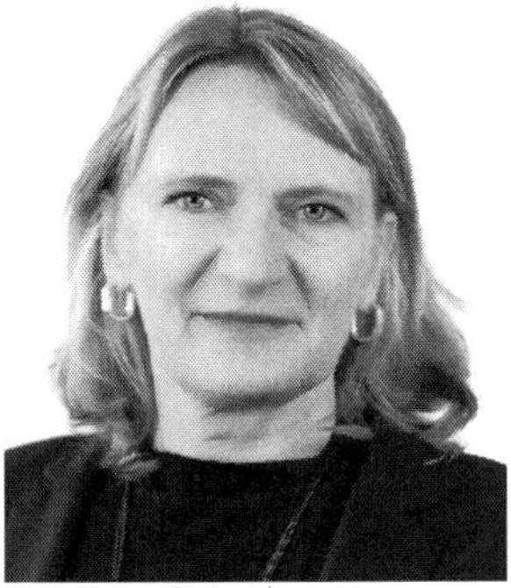

© JörgFarys+DieProjektoren

Ella Wassink, MA Politikwissenschaft und M. S. M. leitet SEKIS Berlin (Landes-Selbsthilfekontaktstelle) und ist Geschäftsführerin von selko e. V., dem Dachverband der Selbsthilfe-Kontaktstellen in Berlin. Im Jahr 2020 konnte SEKIS einen ersten Kooperationsvertrag mit der ASH unterschreiben und unterstützt seitdem mit Workshops und Fortbildungen.

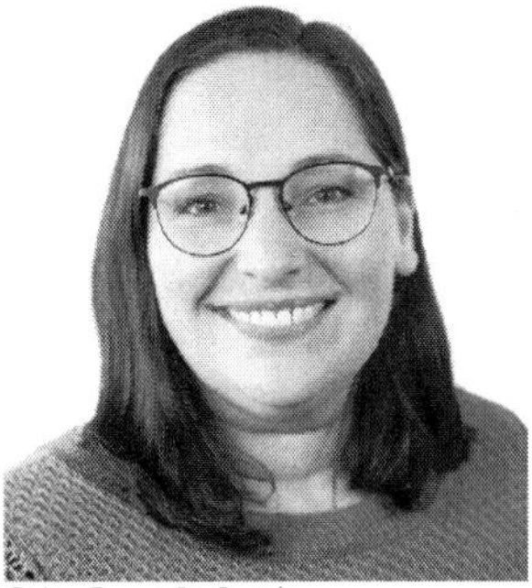

© JörgFarys+DieProjektoren

Johanna Schittkowski, MPH, Projektkoordination bei SEKIS Berlin (Landes-Selbsthilfekontaktstelle), zuständig für die Integration von Selbsthilfe im Gesundheits- und Sozialwesen. Seit 5+ Jahren maßgeblich an der Kooperation mit der Alice Salomon Hochschule beteiligt und leitet u. a. interaktive Selbsthilfe-Workshops. Ihr Fokus liegt auf der Einbindung von Selbsthilfe in Lehre und Forschung, um eine bedarfsgerechte Versorgung zu ermöglichen und Gesundheitskompetenz zu fördern.

Emanuel Feusi

Eine große Schafferin verlässt die berufliche Bühne

Heidi Höppner, Professorin Dr., MPH fasste 1976 Fuß im Gesundheitswesen. Seither und im Besonderen während sowie nach ihrer akademischen Laufbahn setzte sie sich engagiert und unermüdlich für die Professionalisierung der Gesundheitsberufe und deren Zusammenarbeit ein. Diese Leidenschaft ist auch das verbindende Element von ihr und dem Departement Gesundheit an der Zürcher Hochschule für Angewandte Wissenschaften ZHAW, speziell der Fachstelle Interprofessionelle Lehre und Praxis. Seit der Gründung des Departements im Jahr 2006 erkannten und ergriffen wir gemeinsam getreu dem Motto „Bewährtes weiterführen und Neues wagen" die Chancen, die sich aufgrund der Ansiedlung der Ausbildungen auf Hochschulniveau ergaben. Mit der Überzeugung, dass sich die Qualifizierung der verschiedenen Gesundheitsberufe zur Förderung, zum Erhalt und zur Wiederherstellung von Gesundheit in der Bevölkerung an den Individuen zu orientieren hat und die hierfür zu erbringenden Humandienstleistungen von den verschiedenen Gesundheitsberufen in Zusammenarbeit zu erbringen sind, erfolgten über viele Jahre hinweg immer wieder Begegnungen, wo wir gemeinsam Antworten suchten auf Fragen, wie die hierfür erforderlichen Transformationsprozesse in der Ausbildung und der Berufspraxis angestoßen werden können.

Die Bachelorprogramme Gesundheitsförderung und Prävention, Ergotherapie, Pflege, Physiotherapie und Hebamme beinhalten seit ihrer ersten Umsetzung übergreifende Ausbildungselemente. Neben anderen Zielen wird angestrebt, ein Bewusstsein für die Zusammenarbeit der Gesundheitsberufe zu bilden sowie den Kooperationswillen und die Fähigkeit zur Zusammenarbeit in den Praxisfeldern zu fördern.

Heidi Höppner begegnete uns als engagierte, ernsthafte, gewinnende und humorvolle Expertin. Sie schätzte den hochschulübergreifenden Dialog und sie verfolgte ihre oder gemeinsame Ziele beharrlich und mit grossem Durchhaltevermögen. In Gremien wie dem Hochschulverbund der Gesundheitsfachberufe (HVG) oder dem Verein der Hochschulen für Gesundheit (HoGe) äusserte sie sich eloquent und präzise. Auch verwies sie, falls erforderlich, auf blinde Flecken und mahnte vor voreiligen Schlussfolgerungen. Das war manchmal unbequem, führte aber zu zufriedenstellenden Ergebnissen und Lösungen.

In besonderer Erinnerung bleibt ein Besuch im Rahmen unserer Winter School, wo Studierende aus aller Welt mit unseren zusammen treffen und die Möglichkeiten haben, sich über verschiedene Themen auszutauschen. Heidi Höppner war als Gastdozentin eingeladen, den Studierenden interprofessionelle Zusammenarbeit und deren Herausforderungen näher zu bringen. Das Schulhaus platzte aus den Nähten, nicht so der Hörsaal, in welchem sich die Studierenden versammelten. Gekommen waren wenige, mieden die vordersten Reihen und verbargen ihre Köpfe hinter den aufgeklappten Bildschirmen ihrer Laptops. Von hinten auf diese schauend, konnte der Autor erkennen, dass die Inhalte dieser Bildschirme wenig mit der gleich startenden Unterrichtssequenz haben. Pünktlich begrüsste Heidi Höpner die Anwesenden und bat die Studierenden, ihre Computer auszuschalten. Diese seien für den Unterricht nicht erforderlich und würden den geplanten Austausch nur stören. Dem Aufruf folgten einige Wenige. Während der Einführung wiederholte Heidi Höppner die Aufforderung und ergänzte, dass Personen, die es als wichtiger erachten mit ihrem Computer zu kommunizieren, dann dieser Wichtigkeit auch Ausdruck verleihen und den Hörsaal verlassen sollen. Stille und etwas Grummeln war die Reaktion. Dann packten zwei, drei Studierende zusammen und verliessen den Raum und diejenigen, die der ersten Aufforderung noch nicht gefolgt waren, klappten ihre Bildschirme zu.

Was folgte war eine äusserst interaktive Unterrichtssequenz, in welcher das gegenseitige Lernen möglich war und von allen angestrebt wurde. So stellte sich am Ende bei allen eine hohe Zufriedenheit ein. Die Studierenden drückten das in den Evaluationen aus und anwesende Lehrpersonen äusserten, Heidi Höppner hätte ihnen die Augen geöffnet, wie wichtig die Rahmensetzung sei zur Sicherstellung der Zielerreichung. Auch später beim geselligen Nachtessen mit weiteren Mitarbeitenden und Lehrpersonen des Departements wurde der Diskurs weitergeführt. Heidi Höppner wurde zum „Role-Model“ des Tages, der gekrönt wurde mit der Rückfahrt vom Gasthof ins Stadtzentrum von Winterthur im „Heidi-Taxi“ (kein Witz!).

Mit Heidi Höppner verlässt eine grosse Schafferin die berufliche Bühne. Für ihr grosses Engagement zur Professionalisierung der Gesundheitsberufe und ein auf die Bedarfe und Bedürfnisse der Bevölkerung sowie Individuen ausgerichtetes Gesundheitssystem jedoch auch die bereichernden Begegnungen dankt der Autor im Namen aller Mitarbeitenden der Fachstelle für interprofessionelle Lehre und Praxis des Departements Gesundheit, ZHAW.

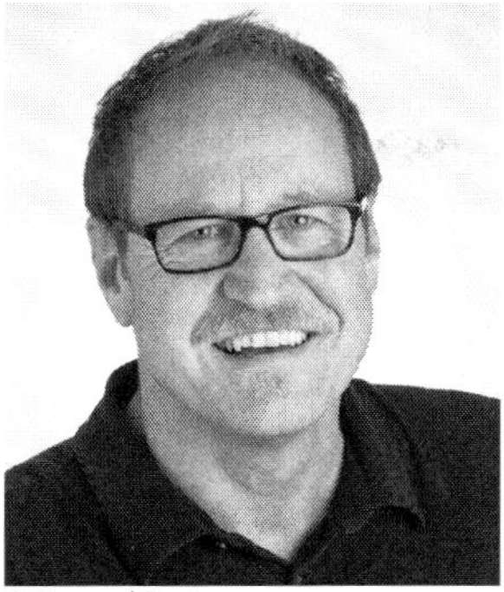

© Emanuel Feusi

Emanuel Feusi, Ehemaliger Leiter der Fachstelle für Interprofessionelle Lehre und Praxis am Departement Gesundheit der ZHAW, Zürcher Hochschule für Angewandte Wissenschaften.

Sachwortverzeichnis